L'ŒUVRE MÉDICO-CHIRURGICAL
Dʳ CRITZMAN, Directeur

Suite

DE

Monographies Cliniques

SUR

les Questions Nouvelles

en Médecine
en Chirurgie, en Biologie

N° 19

(publié le 5 août 1899)

LES LOIS DE L'ÉNERGÉTIQUE

DANS

LE RÉGIME DU DIABÈTE SUCRÉ

PAR

Le Dʳ E. DUFOURT

Ancien chef de clinique médicale à la Faculté de Lyon,
Médecin de l'hôpital thermal de Vichy.

Chaque monographie séparément 1 fr. 25

PRIX DE L'ABONNEMENT A 10 MONOGRAPHIES : 10 FRANCS — ÉTRANGER : 12 FRANCS

PARIS

MASSON ET Cⁱᵉ, ÉDITEURS

LIBRAIRES DE L'ACADÉMIE DE MÉDECINE

120, BOULEVARD SAINT-GERMAIN

1899

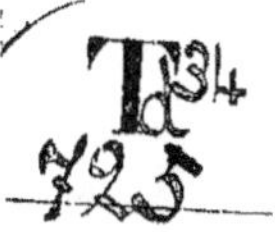

CONDITIONS DE LA PUBLICATION

La science médicale réalise journellement des progrès incessants : les questions et découvertes vieillissent pour ainsi dire au moment même de leur éclosion. Les traités de médecine et de chirurgie, quelque rapides que soient leurs différentes éditions, auront toujours grand'peine à se tenir au courant.

C'est pour obvier à ce grave inconvénient, auquel les journaux, à cause de leur devoir de donner les nouvelles médicales de toutes sortes et nullement coordonnées, ne sauraient remédier, que nous avons fondé, avec le concours des savants et des praticiens les plus autorisés, un recueil de Monographies destinées à pouvoir être ajoutées par le lecteur même aux traités de médecine et de chirurgie qu'il possède, les tenant ainsi au courant de toutes les innovations et de toutes les grandes découvertes médicales.

Nous tenant essentiellement sur le terrain pratique, nous essayons de donner à chaque problème une formule complète. La valeur et l'importance des questions sont examinées d'une manière critique de façon à constituer un chapitre entier, digne de figurer dans le meilleur traité médico-chirurgical.

La *Médecine* proprement dite, la *Thérapeutique*, la *Chirurgie* et *toutes les spécialités médicales* sont représentées dans notre collection. Les Sciences naturelles n'y seront pas non plus négligées. La *Zoologie*, la *Microbiologie* avec la sérothérapie et les problèmes de l'immunité, la *Chimie biologique* et les toxines trouveront une large place dans cette publication.

Chaque question y est traitée, soit par celui dont les travaux l'ont soulevée, soit par l'un des auteurs les plus compétents, et chacun, homme de science, praticien ou simple étudiant, pourra facilement et sans perte de temps y étudier la question qui l'intéresse. On y trouvera réunies la presque totalité des grandes découvertes médicales traitées d'une manière classique. Par sa nature même, par son but, notre publication doit être et sera absolument éclectique. Elle ne dépendra d'aucune école.

Les **Monographies** *n'ont pas de périodicité régulière.*

Nous publions, aussi souvent qu'il est nécessaire, des fascicules de 30 à 40 pages, dont chacun résume une question à l'ordre du jour, et cela de telle sorte qu'aucune ne puisse être omise au moment opportun.

Les Éditeurs acceptent des souscriptions payables par avance, pour une série de 10 monographies, au prix de 10 francs pour la France et 12 francs pour l'étranger.

Chaque Monographie est vendue séparément 1 fr. 25.

Toutes les communications relatives à la Direction doivent être adressées sous le couvert du Dr Critzman, 45, avenue Kléber, à Paris.

LES LOIS DE L'ÉNERGÉTIQUE

DANS

LE RÉGIME DU DIABÈTE SUCRÉ

PAR

Le Dr E. DUFOURT

ANCIEN CHEF DE CLINIQUE MÉDICALE A LA FACULTÉ DE LYON
MÉDECIN DE L'HOPITAL THERMAL DE VICHY.

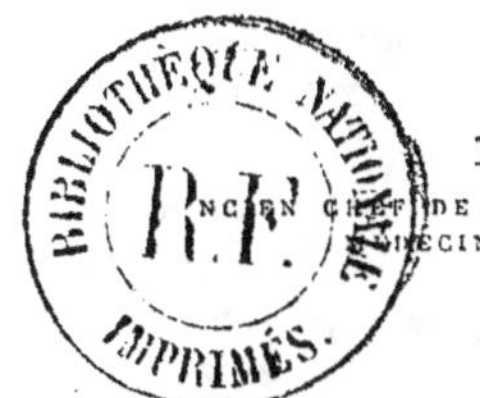

I

IMPOSSIBILITÉ DE SÉPARER CLINIQUEMENT LA GLYCO-SURIE DU DIABÈTE. MÉCANISME DE LA GLYCOSURIE CHEZ LES DIABÉTIQUES. INSUFFISANCE DE LA CON-SOMMATION DU SUCRE PAR LES TISSUS.

On n'a jamais pu définir le diabète sucré autrement que par son symptôme principal, la glycosurie. Si l'on sort de cette large formule : « Le diabète sucré est une glycosurie persistante », on aboutit inévitablement à des définitions qui ne sont plus applicables à tous les cas. L'une des plus simples est celle de M. Jaccoud, elle est du reste purement symptomatologique. « Le diabète est une maladie constitutionnelle caractérisée par une glycosurie persistante, par l'augmentation de la sécrétion urinaire, de la soif et de l'appétit, et par un amaigrissement plus ou moins rapide. » Or, il y a des diabétiques qui n'ont ni soif ni boulimie et qui ne maigrissent pas. Et il s'agit bien de diabétiques vrais, éliminant constamment du sucre, quelquefois même 100 grammes et au-dessus par vingt-quatre heures, sujets à toutes les complications classiques, phlegmons, gangrènes etc. L'absence totale de polyurie est assez rare, mais souvent il n'y a que 1600 à 1800 centimètres cubes d'urine en vingt-quatre heures. Quant à séparer, comme on a voulu le faire, des glycosuriques et des diabétiques, cliniquement la chose ne paraît possible qu'en les distinguant uniquement par la persistance du symptôme et son intensité.

Qui ne voit combien une semblable base de différenciation est fragile ? Dans l'urine de certains goutteux, on rencontre par intervalles de 8 à 10 grammes de sucre sans polyurie, sans soif, sans amaigrissement. On qualifie aussitôt de tels malades de glycosuriques, mais trois ou quatre ans après, sans que les symptômes subjectifs aient changé, il se trouve que le chiffre de sucre est d'une manière constante de 50 à 100 grammes. On dit alors que la glycosurie est devenue du diabète[1] et on admet un diabète léger, c'est le diabète arthritique. Des années peuvent s'écouler sans que le malade perde ses droits à la classe où on l'a placé. Mais un jour l'amaigrissement pourra survenir, puis la consomption et la réaction acétyl-acétique de l'urine, et il faudra bien croire à l'existence d'un diabète grave chez cet homme, qui a pu pendant des années ne rendre que quelques grammes de sucre par vingt-quatre heures, et cela d'une manière intermittente. Nul ne peut affirmer qu'un malade qui se présente à lui comme glycosurique, si légères que soient les pertes sucrées, si parfait que paraisse être l'état général, n'est pas un diabétique vrai au début de sa carrière[2]. Dernièrement Lœb[3] a publié des faits semblables : tout praticien en possède.

Certes, en clinique il est d'une haute utilité d'établir des classifications et d'étudier dans un chapitre à part ces sujets chez lesquels le sucre ne semble se montrer que comme l'exagération d'un fait normal[4], sans que leur état général soit aucunement troublé. Les symptômes, la marche, le pronostic diffèrent de ce que l'on comprend communément sous le nom de diabète, et nous admettons parfaitement la légitimité de la distinction à ce point de vue. Mais ce qui nous paraît hors de doute, c'est que la nature, l'essence de la maladie, ne diffèrent pas, c'est le même trouble de nutrition inoffensif ou passager dans les cas qualifiés glycosurie, permanent, grave dans les autres. Ces considérations ne sont pas applicables, bien entendu, à la glycosurie alimentaire, il s'agit alors d'un phénomène physiologique qui résulte de l'inondation du milieu intérieur par une surproduction de sucre. Abstraction faite de ce cas particulier, la manière de voir que nous soutenons est si juste que, même par les médecins qui ne l'acceptent pas, des prescriptions diététiques semblables sont faites, elles ne varient uniquement que par leur plus ou moins de sévérité.

Il nous est donc impossible, dans l'état actuel de la science, de remonter au delà de ce fait tangible, la présence du glycose dans l'urine, malgré les énormes matériaux accumulés. Il n'est même plus certain que toute glycosurie procède d'une hyperglycémie. Cl. Bernard avait posé en loi que le sucre passe dans l'urine dès que sa proportion atteint 2,50 à 3 p. 1000 dans le sang. Et l'on a admis longtemps, les analyses du sang des diabétiques étant

1. G. Roque, *Les glycosuries non diabétiques*, Paris, 1899.
2. M. Lépine, auquel la science est redevable de beaucoup d'acquisitions importantes sur la pathogénie et le traitement du diabète, a insisté avec raison sur le fait que le coma peut survenir chez des malades dont l'état général paraît bon, et qui n'ont que des pertes sucrées insignifiantes (*Sem. médic.*, 1893, p. 73).
3. Loeb, *Centralblatt f. inn. med.*, 6 fév. 1897.
4. Il est certain maintenant que l'urine normale contient du glycose en quantité très faible, non décelable par les procédés usités en clinique.

rares, qu'il y avait toujours chez eux augmentation de la teneur du sang en sucre. Or, il est maintenant démontré qu'il y a des glycosuries ne s'accompagnant pas d'hyperglycémie, il en est ainsi de celle que produit la phloridzine. M. Lépine a vu dans quelques cas que l'hyperglycémie n'existait pas chez les animaux dépancréatés au début de l'évolution de la maladie expérimentale[1].

Quant à la définition pathogénique, idéal de toute nosologie, il ne saurait en être question encore actuellement. Nous savons que la lésion provoquée ou pathologique du pancréas peut entraîner le diabète, mais le diabète pancréatique paraît relativement rare chez l'homme, et le processus créé chez les animaux s'accompagne d'une déchéance tellement rapide et caractéristique que quelques auteurs tendent à en faire une maladie spéciale et à lui refuser le nom de diabète. En tout cas, on a constaté chez nombre de diabétiques de la forme grave que le pancréas était intact : lorsque le pancréas a été trouvé lésé, il l'était rarement dans sa totalité, tandis que nous savons qu'expérimentalement il suffit que 1/8 de la glande soit intact pour que la glycosurie n'apparaisse pas. Ce ne sont pas non plus toutes les agressions sur le pancréas qui provoquent le diabète ; lorsqu'on amène la destruction de l'organe par injection de graisse dans son canal excréteur, les animaux deviennent rarement diabétiques.

L'extirpation du pancréas réalise un syndrome analogue sinon identique au diabète grave, mais il n'est pas douteux que le même syndrome peut exister alors que le pancréas présente tous les caractères de l'état normal. La lésion du pancréas dans le diabète n'a donc pas le caractère de nécessité qui serait indispensable pour créer une pathogénie.

Ce que l'on peut considérer actuellement comme bien établi, c'est le mécanisme de la glycosurie diabétique. Il y a dans le diabète diminution de la consommation du sucre dans l'intimité des tissus, comme l'avait dit depuis longtemps M. Bouchard, qui en a donné dernièrement une démonstration précise, et la théorie de l'hyperproduction sucrée semble devoir être rejetée définitivement. C'est une conclusion que pouvaient faire prévoir les remarquables travaux de M. Lépine sur le ferment glycolytique et l'étude approfondie du quotient respiratoire à laquelle les physiologistes se sont livrés dans ces dernières années. On sait par exemple que le quotient respiratoire $\frac{CO^2}{O^2}$ normalement inférieur à l'unité augmente après un repas riche en sucre, et diminue par la privation des hydrates de carbone ou par le jeûne. Or, chez le diabétique, pendant le jeûne, le quotient respiratoire est plus faible que la normale, et il ne remonte pas sensiblement par l'usage des hydrocarbonés (Hanriot[2], Leo[3], Weintraud et Laves[4]), ce qui montre

<hr>

1. R. Lépine, Récents travaux sur la pathogénie du diabète sucré, *Rev. de méd.*, 1896.
2. Hanriot, *C. R. Acad. d. sc.*, 1892 ; *Arch. de phys.*, 1893, p. 248.
3. Leo, Ueber den respiratorischen Stoffwechsel in Diabetes Mellitus, *Zeitsch. f. klin. med.*, Bd XIX, p. 101, 1891.
4. Weintraud und Laves, Ueber den respir. Stoffwechsel in Diabetes Mellitus, *Zeitsch. f. phys. Chemie*, Bd XIX, p. 603, 629, 1894.

clairement que les hydrocarbonés fournis n'ont pu être consommés par suite d'un vice fondamental de l'organisme du sujet.

Ainsi M. Hanriot a étudié les échanges respiratoires chez deux diabétiques gras, dont l'état général était satisfaisant. Chez le premier, pesant 83 kilog. et éliminant habituellement 300 gr. de glycose, le quotient était 0,78; après un repas de 1 kilogr. de pommes de terre il devint 0,74, 0,72, 0,82. Le quotient n'avait donc pas augmenté. Chez le deuxième, pesant 72 kilog., qui rendait quotidiennement 90 gr. de sucre, le quotient était 0,71; après l'ingestion de 1 kilogr. de pommes de terre, il monta à 0,83. Chez ce dernier, la faculté d'assimiler le glycose était seulement diminuée, tandis qu'elle était abolie chez le premier.

Mais la démonstration directe a été fournie récemment par M. Bouchard[1]. Il se base sur les données suivantes : le sucre est apporté à l'économie dans les conditions normales par deux ordres de principes : les hydrocarbonés et les albuminoïdes; nous savons qu'un gramme d'albumine est capable de fournir 0,558 de sucre[2], et nous pouvons juger de la quantité d'albumine élaborée en dosant l'azote de l'urine[3], car 1 gr. d'azote correspond à 6,73 d'albumine détruite. Si l'on met en observation un sujet auquel on supprime tout hydrate de carbone sauf une quantité de sucre pesée, et si l'on fait le dosage de l'azote total éliminé, on connaîtra la quantité totale de sucre consommé par ce sujet. Pour cela en effet il suffira d'additionner le sucre qui a été ingéré et celui qui provient de l'albumine détruite. Nous reproduisons ici les résultats que M. Bouchard a obtenus par cette méthode :

Age.	Poids.	Sucre consommé par kil. de poids.
17 ans	50 k. 7	7 gr. 2
25 ans	65	5 7
40 ans	51 8	5 5
59 ans	85 3	2 5
70 ans	55 5	3 5

Dans de certaines conditions, l'économie est capable de consommer une quantité de sucre beaucoup plus considérable : ainsi l'homme de 40 ans soumis à une ingestion de sucre très forte a pu en utiliser jusqu'à 9 gr. 10 par kilogr. de poids avant que la glycosurie apparût. Car c'est précisément la présence du glycose dans l'urine qui montre que la limite de consommation est dépassée, que « l'avidité des tissus pour le sucre » est déjà satisfaite. On peut donc, chez un individu quelconque, mesurer sa capacité d'utilisation du sucre, c'est ce que M. Bouchard a fait pour un certain

---

1. C. Bouchard, *Semaine médic.*, 4 mai 1898.

2. Le chiffre adopté par M. Chauveau est plus fort, 0,80, mais cela ne change rien aux conclusions qui vont suivre, car il suffit que le coefficient employé pour l'évaluation des hydrates de carbone fournis par l'albumine soit le même chez l'individu sain et le diabétique.

3. L'azote de l'urine représente 95 0/0 de l'azote total éliminé, les fèces n'en contenant pas plus de 5 0/0.

nombre de diabétiques. Or, si l'on considère l'unité comme la normale, les chiffres trouvés ont été 0,16, 0,19, 0,11, 0,10, 0,42, 0,05, 0,51.

. Il résulte de là qu'il est hors de doute que chez la plupart des diabétiques, la caractéristique de la nutrition est le défaut de consommation du sucre par les tissus. Cette théorie séduisante, acceptée dès le début dans le monde médical, avait cependant rencontré des contradicteurs dont les objections s'appuyaient en partie sur des faits incontestables, mais mal interprétés. M. Bouchard a réfuté les plus importantes que nous allons passer en revue. Il semble *a priori* que, le sucre n'étant pas utilisé par les diabétiques, il devrait y avoir diminution de l'oxygène absorbé et de l'acide carbonique produit. Au contraire, les analyses les plus précises montrent que les diabétiques absorbent autant d'oxygène et rendent autant d'acide carbonique que les individus normaux. L'objection aurait sa valeur si le malade qui ne peut utiliser son sucre ne consommait rien autre à sa place, mais là s'établissent ces suppléances remarquables de l'organisme, ces actes de défense dont nous connaissons de si nombreux exemples. Le diabétique brûle moins de sucre, mais il brûle en son lieu et place des albuminoïdes et des graisses, empruntées au besoin à ses tissus propres et, de ce chef, le taux de l'oxygène et celui de l'acide carbonique remontent.

On a dit encore que les oxydations de certains produits se faisaient bien chez les diabétiques, ainsi le coefficient d'oxydation du soufre et celui du phosphore seraient plus élevés que la normale (A. Robin); cela est vrai, mais ne démontre pas qu'il en soit de même pour le sucre. L'urée est souvent abondante dans l'urine de ces malades, et l'on a admis jusqu'à présent que l'urée est un produit de combustion des albuminoïdes [1]; mais de ce que le diabétique brûle bien les albuminoïdes, nous n'avons pas le droit d'en inférer qu'il doive comburer aussi bien les hydrates de carbone qui lui sont fournis; c'est même parce qu'il consomme insuffisamment ces derniers qu'il est forcé de consommer davantage d'albuminoïdes et l'urée est le témoin de cette activité : bien des azoturies diabétiques n'ont point d'autre cause. La réalité de la diminution de l'utilisation du sucre dans le diabète est de moins en moins contestée. M. Kaufmann [2], qui avait essayé d'appuyer expérimentalement la théorie de l'hyperglycémie, semble revenir sur son opinion : « Comme, d'une part, dit-il, les animaux diabétiques ne fabriquent pas plus de sucre que les normaux, et que, d'autre part, ils en éliminent une certaine proportion en nature par les urines, il devient indéniable que, chez eux, la consommation sucrée est notablement diminuée. Dans la nutrition des diabétiques, une seule chose est exagérée, c'est la destruction de l'albumine. Tous les autres phénomènes nutritifs, et en particulier la destruction sucrée, sont ralentis. »

Les recherches de MM. Achard et Weil [3] viennent encore à l'appui de la manière de voir que nous soutenons. Ces auteurs ont étudié le pouvoir

1. On sait que M. A. Gautier professe une opinion contraire, et a consacré à ce sujet une série de travaux.

2. Kaufmann, Soc. de Biol., 7 mars et 14 mars 1896.

3. Ch. Achard et E. Weill, Soc. de Biologie, 29 janvier 1898.

glycolytique des tissus directement en injectant du glycose sous la peau, c'est-à-dire en supprimant toute influence hépatique. Chez les sujets sains, 10 gr. de glycose en injection sous-cutanée n'amènent pas la glycosurie ; il en est autrement chez les diabétiques, même lorsque le traitement a supprimé antérieurement le sucre de l'urine. Ce qu'il y a de plus intéressant, c'est que chez des sujets non diabétiques, mais alcooliques [1], arthritiques avec tendance à l'obésité, le sucre a apparu dans l'urine par l'injection sous-cutanée de 2,50 à 10 gr. de glycose. Il s'agissait évidemment de malades chez lesquels la puissance de consommation du sucre était au-dessous de la normale, par conséquent de malades en imminence d'un diabète dont on saisissait ainsi la phase prémonitoire.

Nous pouvons donc considérer légitimement tout sujet dans les urines duquel le sucre apparaît comme ayant perdu la faculté d'utiliser le sucre en même proportion qu'auparavant, sauf le cas où le foie malade ne peut retenir, sous forme de glycogène, l'excès des hydrocarbonés alimentaires et où la glycosurie se montre comme le résultat d'une hyperglycémie temporaire ; le foie alors a perdu sa fonction de régulateur et l'on a affaire à la glycosurie dite alimentaire. En toute autre circonstance [2], s'il y a du sucre dans l'urine, c'est que les tissus ne sont plus capables de consommer leur chiffre de sucre normal, chiffre variable du reste suivant les individus d'après l'âge, le sexe, la profession, l'activité physique, etc. Dès lors, la fonction cellulaire est touchée. Elle l'est peu au début, et la glycosurie est intermittente, mais ce n'est qu'une question de degré, l'individu est un candidat au diabète confirmé. Il doit être traité en prévision de cette éventualité, et les principes du régime antidiabétique lui sont alors applicables avec plus ou moins de rigueur.

II

INFLUENCE DES DIVERSES CLASSES D'ALIMENTS, HYDRO-CARBONÉS, ALBUMINOIDES, GRAISSES SUR LA FORMATION DU GLYCOGÈNE ET DU SUCRE.

Le régime et l'hygiène sont les bases de la thérapeutique du diabète comme de toutes les maladies de la nutrition. Combien, parmi les innombrables médicaments qu'a vus éclore la pharmacopée de cette affection, survivent encore ? La liste s'en accroît tous les jours sans profit pour le malade qui les adopte tour à tour et les abandonne successivement. Il n'est pas

---

1. Cela donnerait à penser que s'il y a vraiment un diabète alcoolique, ce n'est pas le trouble des fonctions du foie qu'il en faut accuser, mais bien l'abaissement du pouvoir d'assimilation sucrée des tissus.

2. Nous n'avons pas à soulever ici la question du diabète rénal, que tendent à admettre quelques auteurs. Dans ce cas, le rein aurait simplement perdu son imperméabilité normale au sucre. Aucune des observations données jusqu'à présent n'est encore démonstrative. Voir notamment celle de R. Kolisch et O. Buber (*Wien. med. Woch.*, 10 juin 1897).

sans intérêt de jeter un coup d'œil sur l'histoire du traitement diététique du diabète, et de suivre les phases diverses par lesquelles on est arrivé à la conception actuelle. Thomas Willis qui, le premier, reconnut la saveur sucrée de l'urine émit l'opinion que le riz, l'amidon, les mucilages végétaux étaient nécessaires aux diabétiques. M. Dobson, qui découvrit le sucre dans l'urine, s'occupa peu des préceptes alimentaires, il chercha surtout à relever la nutrition et l'assimilation défectueuses par des médicaments.

Pour J. Rollo, le diabète est une maladie de l'estomac qui consiste en une exaltation et une déviation de son activité, l'estomac fournit alors des produits mal élaborés qui enrichissent le sang en sucre. Rollo enseigna que le repos, l'alimentation avec la viande, les graisses animales et la privation de toutes les substances d'origine végétale sont les meilleurs moyens de ralentir la production du sucre ; il est à remarquer que tout en recommandant l'usage de la viande il prescrivit déjà d'en limiter la quantité au strict nécessaire. Le régime de Rollo était conforme aux résultats de l'observation, il recueillit de nombreuses adhésions : Dupuytren et Thénard écrivirent qu'il avait la même efficacité dans le diabète que l'écorce de quinquina dans la fièvre intermittente. Mais on ne tarda pas à reconnaître qu'il n'était pas toujours facile à faire accepter par les malades, et on s'ingénia à le rendre plus tolérable. C'est sans doute sous l'influence de cette idée que Prout conseilla des prescriptions alimentaires bien moins rigoureuses, il laissait prendre une certaine quantité d'amidon, de lait, de bière, il employa un pain de son qui fut le point de départ des nombreuses préparations de ce genre. Les cliniciens se rendirent compte bientôt que le régime de Prout, trop élastique, donnait des résultats insuffisants. A peine avons-nous à mentionner les essais de Piorry, qui traitait les diabétiques par une ingestion abondante de sucre, c'était un retour malheureux à la pratique de Willis. Une pareille méthode est condamnée à la fois par l'expérience et par la théorie, car d'une part on voit chez les malades qui continuent à prendre du sucre la glycosurie augmenter de jour en jour et les forces diminuer, de l'autre, nous savons que le sucre introduit ne peut être utilisé par l'organisme qui le reçoit.

A. Cantani a proclamé la nécessité d'un régime exclusivement composé de viande et de graisse, pure au début il proscrivait même le beurre. Cette sévérité excessive à laquelle l'auteur lui-même a renoncé est inapplicable dans la plupart des cas. Nul n'a étudié avec plus de persévérance et de sagacité que Bouchardat la valeur pratique de chaque aliment au point de vue du traitement du diabète ; c'est à lui que nous devons un ensemble de mesures diététiques qui depuis lors ont peu changé, quelles qu'aient été les variations des théories régnantes. Il a insisté sur le principe de l'individualisation des diabétiques, application d'une profonde vérité médicale, qui n'est nulle part mieux justifiée que dans la maladie dont nous nous occupons. Les innombrables travaux sur la nutrition que notre époque a vus naître nous permettent de préciser certains points que l'éminent observateur avait dû laisser dans l'ombre, et nos connaissances nouvelles pourraient nous servir de guide sûr dans l'institution du régime, si la complexité des réactions vitales ne venait trop souvent déjouer les prévisions rationnellement établies.

Le sucre étant utilisé insuffisamment par le diabétique, il faut restreindre la quantité de cette substance qui circule dans ses tissus et lui donner d'autres sources de potentiel pour remplacer la force ainsi perdue. On débarrassera en même temps l'économie d'une matière inutilisable qui l'encombre, rend plus difficiles tous les actes nutritifs, et expose le malade à une foule de complications. Nous savons, depuis les magnifiques travaux de Cl. Bernard, que l'origine du sucre est dans le foie, que là est l'organe chargé de fournir ce combustible aux divers besoins de la nutrition et de la vie. Le stade préalable du glycose est le glycogène. L'établissement du régime antidiabétique suppose donc la connaissance des générateurs du glycogène, mais aussi celle de toutes les substances aux dépens desquelles l'organisme est capable de faire du sucre, car le stade intermédiaire, le stade glycogénique peut échapper à nos moyens d'investigation.

Ce sont en première ligne les hydrocarbonés. Rien n'enrichit le foie en glycogène comme une ingestion abondante de matières amylacées. Il est probable que, dans le cas d'une alimentation normale composée d'hydrates de carbone, d'albuminoïdes et de graisses, ce sont seulement les premiers qui donnent naissance au glycogène du foie. Mais tous les hydrates de carbone ne subissent pas la transformation en glycogène avec la même facilité. A ce point de vue, c'est la glycose, le sucre de raisin qui tient la tête, l'amidon, la dextrine agissent à peu près de la même manière. De nombreux auteurs ont cherché à déterminer comment les divers sucres étaient utilisés par l'économie, soit chez les individus sains, soit chez les diabétiques : les résultats sont malheureusement assez souvent divergents. Cependant certains points paraissent acquis.

On sait depuis longtemps que la lévulose peut se transformer en glycogène. Richter [1] en a encore donné récemment la confirmation indirecte dans ses expériences au sujet de l'action de la caféine sur l'apparition des sucres dans l'urine. Ce qu'il y a de remarquable, c'est que la lévulose se transforme en glycogène même chez le diabétique alors que la glycose paraît échapper à l'action du foie ou subit une action tellement rapide qu'elle est insaisissable, comme le montre l'examen de cet organe chez les chiens dépancréatés. Chez ces animaux, le foie est habituellement dépourvu de glycogène, si riche que soit leur alimentation en hydrates de carbone : or, V. Mering et Minkowski ont vu que si on leur donne de la lévulose, le glycogène reparaît dans le foie. C'est-à-dire que l'organisme du chien diabétique peut se constituer une réserve hydrocarbonée avec la lévulose. Cette constatation a une grande importance et elle explique les faits connus chez l'homme diabétique. Pour l'individu sain, F. Voit [2] a montré que la lévulose injectée sous la peau reparaît difficilement dans l'urine, et MM. Achard

1. F. Richter, Diuretica und Glycosurie nebst Versuchen über Glycogenbildung, *Zeitsch. f. klin. med.*, 1898, XXXV.
2. F. Voit, Untersuchungen über das Verhalten verschiedener Zuckerarten in menschlichen Organismus nach subcutaner Injection, *Deut. Arch. f. klin. med.*, sept. 1897.

et Weill [1] ont vu que les choses se passent de même chez les diabétiques, ce qui prouve que la lévulose est utilisée par les malades. En effet, l'ingestion de ce sucre n'augmente pas la glycosurie d'après la plupart des auteurs, même en en administrant 50 à 100 gr. (Renzi et Reale). Cependant, d'après Palma [2], la lévulose ne serait pas complètement inoffensive. Palma, chez 5 diabétiques, a constaté que, en moyenne, 100 gr. de lévulose amenaient un excès de sécrétion de sucre de 60 gr. dont 7 de lévulose, 53 p. 100 de lévulose s'étaient donc transformés en glycose [3].

Le sucre de canne se transforme en quantités équivalentes de glycose et de lévulose dans l'intestin, il enrichit donc le foie en glycogène. L'ingestion de sucre de canne donne souvent lieu à la saccharosurie alimentaire (Linossier et Roque), mais la question est dominée par l'état des fonctions digestives, comme l'ont bien montré MM. Achard et Weill : tout ce qui met obstacle à l'interversion rapide du sucre de canne, tout ce qui accélère son absorption, favorise l'apparition de la saccharosurie. L'ingestion sous-cutanée de saccharose produit de la saccharosurie chez les individus sains comme chez les diabétiques. Mais chez les diabétiques, l'ingestion de sucre de canne dans le tube digestif augmente nettement la glycosurie, et l'on ne trouve pas dans l'urine de saccharose à côté de la glycose (Külz, Worm-Mueller, Strauss).

La lactose peut se dédoubler en glycose et en galactose; aussi, après son absorption par le tube digestif apparaît-elle dans l'urine en grande partie comme glycose en cas d'insuffisance de consommation par l'organisme. Il est probable qu'ici encore l'éventualité de la lactosurie est sous la dépendance de l'état de l'intestin. Quand on injecte de la lactose sous la peau, elle se montre dans l'urine telle quelle ; le même résultat a été obtenu chez le diabétique. Ce sucre n'est donc pas assimilable en nature et il est bien probable qu'il subit réellement la transformation en glycose et en galactose, mais M. Dastre [4] a vainement cherché quel était le siège et le mécanisme de ce dédoublement ; ni le suc pancréatique ni le suc intestinal ne contiennent de ferment soluble capable d'invertir ou de digérer la lactose, et le foie n'a pas non plus d'action à ce point de vue. Pour C. Voit, la lactose n'est pas formatrice de glycogène, opinion contredite par Cremer, Kausch et Socin. En fait, les diabétiques qui prennent du lait voient le plus souvent leur glycosurie augmenter ; nous aurons à revenir sur ce point important.

D'après C. Voit et Külz, la galactose donnerait difficilement aussi du glycogène, cependant la galactose injectée sous la peau reparaît à peine dans l'urine d'après F. Voit, il en serait de même de la maltose. Du reste d'autres

<hr>

1. Ch. Achard et E. Weill, Contribution à l'étude des sucres chez les diabétiques, *Arch. méd. expérim.*, nov. 1898.

2. Palma, Ueber die Verwerthung der Lævulose u. Maltose beim Diabetes Mellitus, *Zeitsch. f. Heilkunde*, XV, 1894.

3. On a décrit sous le nom de syndrome de Marie-Robinson une lévulosurie pathologique s'accompagnant de certains troubles nerveux ressemblant à ceux de la neurasthénie grave. V. P. Marie et R. Robinson, Soc. méd. hôp., 25 juin 1897. — Sekeyan, Th. de Paris, 1897. — R. Robinson, *Presse médic.*, 17 sept. 1898.

4. A. Dastre, Transformation de la lactose dans l'organisme, *Arch. de phys.*, 1890.

auteurs admettent la formation directe du glycogène par la galactose. Pour Strauss[1] ce sucre ingéré dans le tube digestif serait éliminé très facilement chez les diabétiques; il classe ainsi les sucres d'après la facilité avec laquelle ils apparaissent dans l'urine : 1° galactose, 2° glycose, 3° saccharose, 4° lactose, 5° lévulose. Les résultats auxquels il est arrivé concordent avec ceux de Worm-Mueller, et ils sont confirmés aussi par l'observation clinique chez les diabétiques, tout au moins dans la généralité des cas.

On avait cru que les hydrates de carbone en C^5 (pentoses) pourraient être utilisés par les diabétiques. Cela est vrai pour l'arabinose (gomme arabique)[2]. Mais d'autres variétés, la rhamnose par exemple, passent dans l'urine chez l'homme sain, et chez le diabétique en cas d'ingestion de la rhamnose, la glycosurie augmente ou reparaît si elle avait disparu[3]. La mannite que l'on rencontre dans les champignons; l'inuline que renferment certains légumes comme la chicorée, le topinambour, l'inosite[4], signalée dans un grand nombre de végétaux, n'ont presque pas d'action sur la glycosurie.

Les différences de réaction de l'organisme vis-à-vis des divers hydrates de carbone sont des plus remarquables; elles s'expliquent facilement en admettant qu'il s'agit chez les diabétiques d'une insuffisance de consommation par les tissus. On conçoit très clairement que les cellules animales puissent utiliser certains sucres et pas d'autres. Car des cellules végétales nous offrent des exemples d'une semblable élection. Ainsi la levure de bière attaque la glycose et la lévulose, s'en nourrit, les transforme en alcool et en acide carbonique, tandis qu'elle ne peut faire fermenter directement le sucre de lait, le sucre de canne, etc.

Les albuminoïdes sont capables de fournir du glycogène et par conséquent du sucre au sang. Cl. Bernard l'a démontré il y a longtemps. Seegen a obtenu *in vitro* la production de la glycose dans le foie aux dépens des peptones. Au point de vue pathologique, le fait est évident aussi bien chez l'homme diabétique que chez les animaux dépancréatés ou phloridzinés. En effet, chez nombre de diabétiques soumis à la diète azotée absolue, la glycosurie continue, elle continue même parfois avec le jeûne. Pour l'animal qui reçoit de la phloridzine, l'élimination sucrée est toujours fort abondante, alors même qu'on ne lui donne aucun aliment. Les chiens dépancréatés ont encore de la glycosurie pendant le jeûne, et V. Mering et Minkowski ont montré qu'il y avait un rapport presque constant entre le sucre et l'urée, 3 : 2.

Tout cela est en harmonie avec les expériences qui ont établi directement que l'injection dans la veine-porte des acides amidés, glycocolle, asparagine, et même celle des sels ammoniacaux à base organique, accélère la formation du glycogène, tandis que l'azote de ces substances se retrouve

---

1. Strauss, Ueber den Einfluss der verschiedenen Zuckerarten anf die Zuckerausscheidung beim Menschen, *Berl. klin. Woch.*, n° 18, 19, 1898.
2. L. Hugounencq et M. Doyon, *Arch. de phys.*, oct. 1897.
3. Linderman u. May, *Deut. Arch. f. klin. Med.*, Bd 56, 1896, p. 293.
4. L'inosite, isomère des sucres, en diffère notablement.

presque en entier dans les urines à l'état d'urée. On aurait trouvé dans le protagon, la mucine, etc., le groupement atomique des hydrates de carbone. Les mucines ne seraient qu'un mélange d'albumines et d'hydrates de carbone. O. Hammarsten les considère même comme des combinaisons, Müller (de Rostock) a vu que de la mucine bouillie trois heures dans la marmite de Papin avec 3 p. 100 d'acide chlorhydrique donne 32 à 34 p. 100 d'un sucre réducteur particulier qu'il appelle de la mucose. Kossel a obtenu des hydrates de carbone de l'acide nucléinique, produit du dédoublement de la nucléine, et F. Blumenthal en a trouvé dans la nucléine du foie, du thymus, des muscles, de la glande thyroïde, de la rate et du cerveau. Des hydrates de carbone ont été retirés par Pavy du blanc d'œuf et d'autres albuminoïdes. Krawkow a pu avoir des cristaux de glucozazone par l'ébullition de l'albumine de l'œuf en présence de l'acide chlorhydrique. La jécorine renferme une matière sucrée, et on a trouvé de la jécorine dans le foie, le cerveau, les muscles, la rate, les capsules surrénales, le sang [1].

Il n'est donc pas douteux que les albuminoïdes ne puissent donner théoriquement et ne donnent en réalité des hydrates de carbone; mais il est fort difficile de fixer quelle en est la proportion relative. M. Bouchard, comme nous l'avons vu, admet que 100 gr. d'albumine se détruisant dans l'économie sont capables de produire 55,8 de sucre.

Les premières recherches sur la glycogénie semblaient prouver que le glycogène et le sucre ne pouvaient se former aux dépens des graisses. Une alimentation adipeuse n'enrichit pas le foie en glycogène, seul Salomon l'avait vu augmenter par l'huile d'olives. Le fait est mieux démontré pour la glycérine, injectée dans l'intestin; les acides gras, au contraire, ne prendraient pas part à la formation de l'amidon hépatique, et Van Deen avait pensé que le glycogène pourrait avoir une de ses sources dans la glycérine provenant du dédoublement des graisses; ce serait une minime partie. Il y a donc lieu de conclure que l'accumulation du glycogène ne peut se produire par l'ingestion d'aliments gras; le foie d'un animal ainsi nourri est toujours pauvre en glycogène. Mais la graisse est-elle incapable de faire du sucre en toute circonstance? Cela est inadmissible actuellement.

Les expériences déjà anciennes de Colin sont intéressantes à ce point de vue. Si l'on soumet des chevaux maigres à la diète, le sucre de leur sang baisse rapidement et ces animaux ne tardent pas à mourir. Avec des chevaux gras, bien nourris, le résultat est différent : ainsi un cheval de douze ans, très gras, supporta la diète absolue pendant un mois entier; au bout de ce temps, il avait perdu 80 kilogr.; on le sacrifia et il fut constaté que le sang contenait 0,78 de sucre p. 1000; l'animal était encore très gras, son sérum était lactescent. Il paraît rationnel d'admettre que le sucre se formait aux dépens de la graisse ainsi charriée par le sang et traversant incessamment le foie, qui lui-même était très gras. Les expériences de Kellner à la station d'Hohenheim [2] parlent aussi dans le même sens. Un cheval

1. Voir à ce sujet R. Lépine (Genèse des différentes formes de diabète sucré, *Sem. médic.*, 1897, p 277), auquel nous avons emprunté la plupart des indications précédentes.
2. F. Laulanié, *Énergétique musculaire*, 1898, p. 66.

en équilibre de poids et d'azote fut soumis sans augmentation de ration à un excédent de travail quotidien de 1 616 000 kilogrammètres pendant une période de quinze jours ; l'azote excrété en plus pendant cette période représentait 223 gr. 3 d'albumine pouvant fournir 384 030 kilogr., il restait donc un excédent de travail de 1 232 000 kilogr. Cet excédent de travail n'ayant pu être fourni ni par l'albumine de l'animal, ni par la ration, qui était toujours la même qu'avec le travail antérieur, avait été certainement produit par les graisses. La perte de poids avait été en effet de 34 kilogr. 3.

De son côté Züntz a montré que le travail musculaire est fourni aussi bien par l'albumine et la graisse que par les hydrates de carbone. Mais, comme le fait remarquer V. Noorden [1], les expériences de Züntz ne permettent pas de conclure que le muscle puisse consommer directement de l'albumine et de la graisse. On sait au contraire que c'est le glycogène qui est la substance immédiatement utilisée par le travail musculaire. M. Morat et nous-même dans une série d'expériences, sur des muscles auxquels l'apport du potentiel était supprimé par compression temporaire des artères, avons démontré que le muscle en travail consomme 40 à 80 p. 100 de sa provision de glycogène ; en outre nous avons vu que dans la période qui suit le travail la quantité de glycose cédée par le sang aux muscles atteint des proportions exceptionnelles afin qu'ils puissent refaire leur réserve épuisée [2]. MM. Chauveau et Kaufmann ont prouvé que les quantités d'oxygène consommé et d'acide carbonique produit correspondent exactement au glycogène et au glycose disparus.

Le calcul permet de se rendre compte que, en cas d'insuffisance des hydrates de carbone, la quantité d'albumine détruite ne suffit pas pour couvrir les dépenses du travail musculaire, il faut donc qu'une autre substance intervienne en ce cas, cette substance ne peut être que la graisse. Nous savons bien d'ailleurs qu'un violent exercice consomme beaucoup de graisses. La pathologie expérimentale fournit ses arguments : ainsi dans le diabète de la phloridzine, on trouve dans l'urine une quantité de sucre supérieure à celle qu'aurait pu donner l'albumine, dont la consommation a été estimée par le chiffre de l'azote total. Comme les hydrocarbonés sont hors de cause, il nous faut admettre qu'une partie de ce sucre vient de la graisse [3].

Se basant sur ce que le sucre est le seul élément capable de fournir le potentiel musculaire, M. Chauveau [4] admet que la graisse peut se transformer en glycose. Ce serait un processus d'oxydation rudimentaire suivant la formule que voici :

$$2 \, (C^{57}H^{110}O^6) + 670^2 = 16 \, (C^6H^{12}O^6) + 18CO^2 + H^2O$$

stéarine   glycose

1. V. Noorden, *Die Zuckerkrankheit*, Berlin, Hirschwald, 1895, p. 10.
2. P. Morat et E. Dufourt, *Arch. de physiol.*, 1892.
3. Ch. Contejean, *C. R. Soc. biol.*, 1896, p. 344.
4. A. Chauveau, *La vie et l'énergie chez l'animal*, Paris, 1894.

M. Bouchard[1] constatant qu'un individu placé sur le plateau d'une balance à l'air libre peut augmenter de poids sans l'apport d'ingesta autres que les gaz atmosphériques, pense que cette augmentation de poids est due à l'oxygène, et que l'oxygène s'est fixé sur les graisses pour donner du glycogène. Pour lui aussi la graisse, comme les hydrates de carbone et l'albumine, est capable de fournir du sucre dans certaines conditions[2].

D'après l'équation précédente cette transformation réclamerait beaucoup d'oxygène et le quotient obtenu serait très faible, $\frac{180\,C^2}{670^2} = 0,27$. Or, si l'on donne à un animal de l'huile d'olives en quantité abondante, là valeur du quotient respiratoire ne change pas notablement. Il faut en conclure que la graisse n'est pas employée directement à la constitution du potentiel énergétique, elle va dans les réserves de tissu adipeux. Elle y va même directement sans subir d'autre transformation que celle qui est nécessaire pour l'amener à un état tel qu'elle puisse être absorbée, soit par émulsion, soit par saponification et reconstitution immédiate dans la paroi de l'intestin. A. Lebedeff, I. Münck l'ont démontré d'une manière ingénieuse. I. Münck fit jeûner un chien jusqu'à disparition de sa graisse propre, et lui donna ensuite de l'huile de colza en abondance. Quand l'animal fut sacrifié, on trouva dans ses organes une graisse presque liquide, contenant 82 p. 100 d'acide oléique et 12, 5 p. 100 d'acides solides, tandis que la graisse normale du chien contient 66 p. 100 d'acide oléique et 29 p. 100 d'acides solides. En outre, cette graisse était caractérisée par la présence de l'acide érucique, spécial à l'huile de colza[3]. L'individu se constitue ainsi une réserve de graisse, il ne l'entamera que si la glycose formée par les hydrates de carbone et les albuminoïdes devient insuffisante.

Tout cela nous explique d'une part que le glycogène du foie est absent ou peu abondant chez les animaux nourris uniquement d'aliments gras, de l'autre que nous voyons chez nos malades la graisse ne pas augmenter la glycosurie. Il est probable que lorsque les besoins de la nutrition exigent la transformation de la graisse en glycose, il s'agit purement d'un phénomène de défense de l'organisme, les graisses sont alors attaquées seulement dans la mesure stricte de la consommation sucrée qui reste encore possible.

1. Ch. Bouchard, *C. R. Acad. des sciences*, 3 oct. 1898.
2. M. Berthelot croit que c'est sur les albuminoïdes que l'oxygène se fixerait dans ce cas (*C. R. Ac. sc.*, 10 octobre 1898). Pour M. Hanriot, l'oxygène se fixerait bien sur les graisses, mais pour donner des acides gras, *Ac. sc.*, 17 oct.
3. V. G. Bunge, *Cours de chimie biologique et pathologique*, traduction de A. Jacquet, p. 359.

III

CONDITION PREMIÈRE DU RÉGIME : REMPLACER LES PERTES DE L'ORGANISME. QUANTITÉ D'ALBUMINE INDISPENSABLE. RÉFUTATION DE LA THÉORIE DE L'ISODYNAMIE. CONSÉQUENCE DE L'INSUFFISANCE DE LA RATION. NÉCESSITÉ DU MAINTIEN DE L'ÉQUILIBRE AZOTÉ.

La première condition que doit réaliser le régime chez les diabétiques, c'est de couvrir exactement les pertes de l'économie.

Toute l'énergie biologique aboutit soit à la production de chaleur, soit à la production de travail extérieur et elle est rendue au monde physique soit sous ces deux formes, soit sous l'une des deux seulement (chaleur). Si l'on suppose un animal n'exécutant aucun travail, la quantité de chaleur qu'il développera sera la mesure de l'énergie qu'il a dépensée. Cette mesure, on l'obtient par la calorimétrie. D'autre part, nous savons depuis Lavoisier qu'il ne peut y avoir dans un organisme d'autres sources de force vive que les transformations chimiques. Ces transformations détruisent chaque jour une certaine quantité de matière qu'il faut remplacer, sans quoi l'individu attaquera ses tissus eux-mêmes pour subvenir à ses besoins. Disons tout de suite pour dissiper une équivoque possible que ces considérations visent le résultat final, c'est-à-dire la perte de poids que subit un organisme auquel on fournit des matériaux de réparation insuffisants. Nous n'entendons pas dire que les aliments ne feraient que traverser l'économie pour être transformés en matériaux d'énergie. Il faut qu'ils fassent d'abord partie de l'organisme lui-même ; et c'est alors seulement qu'il s'agit de les remplacer au fur et à mesure qu'ils sont détruits. L'oxygène que l'animal respire dans une période donnée n'est pas celui qui se fixera sur les aliments qu'il absorbera dans cette même période, ceux-ci ne seront aptes à subir l'action de l'oxygène que lorsqu'ils auront éprouvé les transformations nécessaires pour être constitués à l'état de réserves somatiques ou cellulaires incorporées aux divers organes et tissus. En ce sens, l'individu consomme toujours ses tissus pour se nourrir, mais il ne perd pas de poids s'il reçoit de quoi remplacer le matériel qu'il emploie. Dans le cas contraire, son bilan nutritif est en déficit continuel, il finit par s'adresser non plus seulement à ses réserves, mais par entamer la quantité de substance qui est indispensable à la constitution même de son organisme. C'est ce que nous voulons exprimer simplement en disant que l'individu attaque ses propres tissus.

Les phénomènes qui se passent sont complexes. Tous ne dégagent pas de la chaleur ou ne libèrent pas de l'énergie. Il y a des oxydations, des hydratations, des réductions ; tandis que les oxydations et les hydratations fournissent de la chaleur, les réductions et les déshydratations en absorbent ;

l'on dit ainsi que les réactions sont exothermiques [1] ou endothermiques. Mais il y a compensation suivant le principe de l'état initial et de l'état final [2], et la somme d'énergie libérée est toujours la même quelles que soient les modifications intermédiaires subies par les substances introduites dans l'économie.

Nous pouvons apprécier l'énergie dépensée de deux manières, soit à l'entrée en calculant la valeur calorifique des aliments que consomme un individu en *équilibre nutritif*, soit à la sortie par la calorimétrie, si l'individu n'exécute aucun travail. D'après les moyennes généralement acceptées, nous voyons que l'homme produirait par kilogramme et par vingt-quatre heures les quantités de chaleur suivantes (Rübner) :

Au repos...	32,9 calories.
Au travail faible....................................	34,9 —
Au travail moyen....................................	41 —
Au travail forcé.....................................	48 —

Si nous envisageons un diabétique soumis à un travail faible, pesant 70 kilogr., il faudra donc lui donner chaque jour une valeur alimentaire de 2.450 calories. Cela nous est facile, puisque les travaux de MM. Berthelot, Frankland, Stöhman, Danilewsky, Rübner ont établi la chaleur de combustion des principes alimentaires. Les chiffres habituellement adoptés sont les suivants : 1 gramme d'albumine se transformant en urée, eau et acide carbonique fournit 4,1 calories; 1 gramme d'hydrates de carbone se transformant en eau et acide carbonique fournit également 4,1 calories; enfin la combustion de 1 gramme de graisse donne lieu à 9,3 calories.

Les albuminoïdes sont indispensables à cause de l'azote qu'eux seuls peuvent fournir aux tissus. Il paraît très difficile de fixer d'une manière précise quelle est la quantité d'albumine qu'il est nécessaire d'introduire dans une ration d'entretien. Voit estimait qu'il fallait aller jusqu'à 118 grammes. Pflüger, Bohland et Bleibtreu ont trouvé que des individus vigoureux ne consommaient que 90 grammes d'albumine. Hirschfeld, Kumagawa ont même montré que 50 grammes pouvaient suffire lorsque la graisse et les hydrates de carbone étaient donnés en quantité abondante. MM. Lapicque et Marette ont obtenu l'équilibre azoté chez un sujet pesant 73 kilogr. avec une ration comprenant 57 grammes d'albumine en moyenne [3].

On est actuellement d'accord pour admettre qu'il n'est pas nécessaire de dépasser le chiffre de 1 gramme par kilogramme et par jour. Cela s'applique à l'homme sain. Chez le diabétique, Weintraud a prouvé que la consommation ne demandait pas plus d'albumine que chez l'homme sain, ce

1. Voir *Traité de physiologie* de J.-P. Morat et M. Doyon, 1899, t. I, p. 300.
2. « Si un système de corps simples ou composés, pris dans des conditions déterminées, éprouve des changements physiques ou chimiques, capables de l'amener à un nouvel état, la quantité de chaleur dégagée ou absorbée par l'effet de ces changements dépend uniquement de l'état initial et de l'état final du système : elle est la même quelles que soient la nature et la suite des états intermédiaires. »
3. *Arch. de phys.*, 1894.

chiffre variant entre 1 gr. et 1,50, ce que confirme aussi Lenné [1]. En tout cas, le diabétique ingère toujours, soit instinctivement, soit par raison, une quantité suffisante de viande, et ce côté de la question n'a pas à nous préoccuper. Le poids d'albumine nécessaire étant mis à part, on croyait jusqu'à ces derniers temps qu'il était possible de remplacer les aliments les uns par les autres dans une ration d'entretien, pourvu que le total des calories fournies par leurs transformations restât le même. C'était l'application de la loi de l'isodynamie, admise hier encore par la plupart des physiologistes.

Certaines réflexions devaient cependant mettre en garde *a priori* contre cette conception d'une simplicité trop séduisante. « Nous pouvons imaginer une ration d'entretien combinée de telle façon qu'elle nécessite un travail de digestion et d'assimilation minimum, et suffise juste à fournir l'énergie nécessaire à ce travail et à l'ensemble des autres travaux de l'organisme : travail du cœur, de la respiration, etc., ou, ce qui est plus exact, qui remplace exactement les matériaux que l'organisme empruntera à ses réserves pour exécuter ces travaux. Si nous substituons à cette ration une autre isodyname, cette dernière ne sera plus suffisante pour couvrir les dépenses de l'organisme, car celles-ci auront été augmentées de ce fait que le travail de digestion et d'assimilation de la nouvelle ration est plus considérable [2]. » I. Münck s'élève aussi contre les auteurs qui confondent le besoin nutritif avec le besoin calorifique [3]. Mais c'est aux travaux de M. Chauveau que l'on doit la réfutation de la théorie des substitutions isodynames [4].

M. Chauveau a fait remarquer d'abord que même spéculativement on ne peut concevoir dans une ration d'entretien la substitution à une quantité donnée de sucre d'une quantité de graisse de valeur thermogène égale. En effet, la graisse ne prend pas part directement aux actes chimiques du travail musculaire; elle doit au préalable se transformer en glycogène; or cette transformation s'accompagne de la dépense d'une certaine quantité de chaleur. La valeur thermogène de la graisse au moment où elle est mise en activité n'est donc plus celle de la substance primitivement ingérée, il faut en défalquer la chaleur perdue dans la transformation de la graisse en glycogène. La démonstration directe a été établie par des expériences minutieusement conduites. Nous mentionnons les séries I et III à cause de leur importance. Un chien en équilibre azoté soumis à un travail réglé (trot allongé dans une roue mue par un moteur à eau) recevait une ration fondamentale de 500 grammes de viande, plus, alternativement de six jours en six jours, des quantités isodynames de graisse et de sucre, c'est-à-dire que pendant six jours il recevait 500 grammes de viande + 51 grammes de saindoux, puis pendant six jours 500 grammes de viande + 121 grammes de sucre de canne, 51 grammes de saindoux ayant la même valeur thermogène que 121 grammes de sucre.

<hr>

1. Lenné, Therapie der Diabetes mellitus, *Therap. Monatshefte*, mai 1897.
2. C. Contejean, *Arch. de phys.*, 1896, p. 805.
3. J. Münck et C. A. Ewald, *Traité de diététique*, 3ᵉ édition, 1897, p. 122.
4. A. Chauveau, *C. R. Ac. des sciences*, 20 décembre 1897.

Dans ces conditions, l'animal augmentait régulièrement de poids pendant qu'il prenait le sucre, il perdait du poids avec la graisse. La valeur trophique de la graisse n'égalait donc pas sa valeur thermique. Dans la série III, le chien en expérience recevait toujours 500 grammes de viande comme ration fondamentale, puis alternativement 110 grammes de graisse et 168 grammes de sucre. Dans ce cas, le poids se maintenait pendant la période sucre au même chiffre que pendant la période graisse; or, 110 grammes de graisse et 168 grammes de sucre de canne sont précisément capables de fournir la même quantité de glycose.

Il en résulte que la valeur trophique de la graisse est donnée non par sa capacité calorifique, mais par la quantité de glycose qu'elle peut fournir. Nous avons vu que M. Chauveau pense que cette transformation se fait par oxydation rudimentaire. De l'équation suivante on peut déduire le poids de glycose que donnera un poids quelconque de graisse.

$$\left. \begin{array}{l} C^{57}\,H^{110}\,O^6 \dots\dots\dots \ \ 0\ k.\ 890 \\ \text{stéarine} \\ +\ 67\ O^2 \dots\dots\dots \ \ 1\ k.\ 072 \\ \hline 1\ k.\ 962 \end{array} \right\} = \left\{ \begin{array}{l} 8\ C^6\,H^{12}\,O^6 \dots\dots \ \ 1\ k.\ 440 \\ +\ 9\ CO^2 \dots\dots \ \ 0\ k.\ 396 \\ +\ 7\ H \dots\dots\dots \ \ 0\ k.\ 126 \\ \hline 1\ k.\ 962 \end{array} \right.$$

D'où il résulte que 1 gramme de graisse produit 1, 61 de glycose.

Les expériences précédemment rapportées portent sur un animal au travail, mais M. Chauveau a établi ultérieurement que les choses se passent de même chez le sujet au repos [1]. Les poids isotrophiques sont les mêmes que les poids isoglycosiques, et différents des poids isodynames. Il faut bien savoir que ce sont là des moyennes; dans certaines circonstances, la valeur nutritive du sucre peut prendre une importance encore plus considérable, lorsqu'il s'agit par exemple de l'édification de tissus nouveaux, ou de la reconstitution d'un organisme épuisé [2]. Cette valeur non constante n'est plus susceptible d'être appréciée. Dans les conditions habituelles, il faut s'en tenir à la loi de M. Chauveau.

L'équivalent trophique de la graisse est donné par la quantité de glycose qu'elle est capable de fournir. Ainsi au point de vue qui nous occupe, la graisse devra entrer dans la constitution de la ration d'un diabétique non à raison de $1 \times 9,3 = 9,3$ par unité, mais à raison de $1,61 \times 4,1 = 6,60$ par unité.

Si l'alimentation reste au-dessous de la valeur exigée par son poids, le sujet empruntera à son organisme même de quoi fournir aux besoins de sa nutrition, il maigrira et perdra ses forces. L'on sait actuellement que les oxydations ne sont pas diminuées chez les diabétiques comme on le croyait autrefois : le diabétique brûle autant de matière que l'individu sain (Voit, Leo, Weintraud et Laves). De plus, il perd chaque jour une certaine quantité de glycose qui est inutilisée pour lui et dont il faudra remplacer la

1. C. R. Ac. des sciences, 18 avril 1898.
2. C. R. Ac. des sciences, 14 mars 1898.

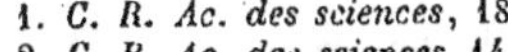
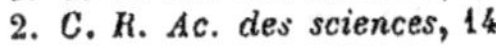

valeur. Voici par exemple un diabétique qui pèse 70 kilogr. ; la totalité de ses urines de vingt-quatre heures contient 150 grammes de sucre; il reçoit bien chaque jour une ration correspondant à 2450 calories qui serait suffisante pour un homme sain, mais il faut déduire de ce chiffre la valeur énergétique de ces 150 grammes de sucre que contient son urine et qui est perdue pour lui, soit 615 calories. En réalité il ne reçoit donc que de quoi produire 1835 calories. Il devra emprunter la différence, 615 unités, à ses tissus eux-mêmes. S'il l'emprunte à ses albuminoïdes, il maigrira chaque jour de 150 grammes $\left(\frac{615}{4,1}\right)$; s'il l'emprunte à ses graisses, comme cela est plus probable, il perdra chaque jour 93 grammes $\left(\frac{615}{6,60}\right)$ de son poids, soit dans le premier cas près de 5 kilogr. en un mois, et dans le second près de 3 kilogr.

C'est du reste ce qui peut se produire chez le diabétique abandonné à lui-même sans régime rationnel. Il est vrai que souvent il compense instinctivement les pertes de son organisme par la polyphagie. Cette polyphagie entraîne l'azoturie, qui est beaucoup moins souvent pathologique qu'on ne l'a dit. Car un malade qui ingère chaque jour une quantité anormale d'albuminoïdes a le droit d'éliminer aussi une forte quantité d'urée et les mêmes effets se rencontreraient chez un individu sain soumis au même régime. On ne peut parler d'azoturie que si le chiffre d'azote trouvé dans l'urine est supérieur au chiffre de l'azote ingéré.

Ici apparaît l'importance de la notion de l'équilibre azoté sur laquelle nous croyons devoir donner quelques détails. Chez un individu en bonne santé tout l'azote des aliments se retrouve dans l'urine et dans les fèces. Il n'y a pas d'azote éliminé par la peau, ni par les poumons, comme on le croyait autrefois. Cela est bien démontré maintenant par les travaux de Bidder et Schmidt, C. Voit, J. Ranke, Pettenkoffer et Voit. L'azote des fèces dans les conditions normales ne représente que 5 p. 100 environ de la quantité totale; il est donc facile de savoir cette quantité par le seul dosage de l'azote de l'urine, évaluation facile par les méthodes actuelles. D'autre part la constitution connue des divers aliments nous permet de faire le calcul de l'azote qu'ils contiennent. Lorsque l'azote éliminé est inférieur à l'azote ingéré, il y a enrichissement de l'économie en albumine. Si la proportion est renversée, l'économie s'appauvrit en albumine. Cet appauvrissement peut être calculé, puisque nous savons que 1 gramme d'azote correspond à 6,73 d'albumine, ce qui fait environ 30 grammes de chair musculaire. Donc, un individu qui perd chaque jour 1 gramme d'azote de plus qu'il n'en reçoit dans ses aliments perd en réalité 30 grammes de chair par jour. On conçoit avec quelle rapidité l'organisme peut ainsi se détruire. Dans certains cas, il y a un intérêt considérable à connaître la mesure et la marche de la déchéance organique : nous venons de voir que cela est possible par des procédés relativement simples. Cette déchéance se rencontre souvent chez les diabétiques qui continuent à se nourrir d'hydrates de carbone en forte proportion, en ce cas la quantité d'azote de l'urine et des fèces est supérieure à celle des ingesta, car le malade emprunte à ses tissus la provision d'albuminoïdes nécessaire pour compenser la valeur de ces hydrates de carbone qu'il ne peut utiliser, mais si on augmente l'alimentation carnée, l'équilibre se rétablit.

Ainsi l'institution du régime dans le diabète doit tenir compte de plusieurs facteurs, le poids du diabétique, la valeur énergétique et trophique des aliments qu'il ingère, la quantité de ses pertes en sucre. C'est en s'appuyant sur ces principes qu'il convient de régler l'alimentation; il est dès lors facile de prévoir que tout ici est individuel, les indications ne peuvent être que générales, à appliquer suivant les circonstances.

IV

MOTIFS DE LA SUPPRESSION DES HYDRATES DE CARBONE RÉGIME ADIPO-CARNÉ. TYPE DE RATION D'UN DIABÉTIQUE. LE RÉGIME ADIPO-CARNÉ NE FAVORISE PAS LE COMA, S'IL EST RATIONNELLEMENT INSTITUÉ.

On sait que le point de départ du régime antidiabétique institué par Bouchardat est erroné. Pour cet auteur, le diabète était dû à un état pathologique du tube digestif, qui transformerait trop rapidement en glycose les matériaux amylacés de l'alimentation. Rien n'a subsisté de cette théorie; cependant ses conséquences qui étaient en première ligne l'exclusion des hydrates de carbone conservent toujours leur importance. Mais nous proscrivons maintenant les hydrates de carbone pour d'autres motifs. Ces motifs sont de plusieurs ordres. Cliniquement nous savons que la suppression des amylacés et du sucre fait diminuer ou disparaître la glycosurie. Or, dans la grande majorité des cas, la glycosurie n'est que l'expression de l'état hyperglycémique du sang, et non seulement le sang, mais tous les tissus sont imbibés de sucre. Ce sucre exige pour se dissoudre une quantité considérable d'eau; il en résulte que les parenchymes se déshydratent. La soif inextinguible de certains diabétiques correspond à une nécessité de leur vie cellulaire, et il faut se garder de leur refuser les boissons.

Lorsqu'on empêche un diabétique de boire, on voit le sucre diminuer dans l'urine : ce n'est pas parce que la quantité en excès dans les tissus est moindre, mais parce que les lois physiques s'opposent à son élimination. Il y a saturation du milieu intérieur par le sucre, et ce qui le prouve, c'est que dès que l'on permet des boissons assez abondantes, il se fait une élimination massive de glycose. En ce cas, le sucre est un véritable excrétum, c'est un corps étranger qui ne peut être utilisé par l'économie, il faut faciliter son issue. C'est en ce sens que M. Lépine a pu dire que toute boisson non sucrée et diurétique est utile aux diabétiques. Les cellules saturées de sucre ne peuvent plus remplir leurs fonctions physiologiques d'une manière satisfaisante, elles deviennent vulnérables aux moindres agressions morbides, microbiennes ou toxiques, et nombre de complications, eczémas, furoncles, gangrènes, etc., reconnaissent sans doute pour cause cette infériorité vitale de la cellule.

En outre, et c'est là un point capital, l'organisme du diabétique dans lequel on introduit des hydrates de carbone dont il ne profite pas perd de plus en plus sa tolérance à leur égard, il en consomme de moins en moins, la glycosurie augmente progressivement sans que la quantité d'amylacés ingérée soit accrue. Ce fait est bien connu des cliniciens et il trouve sa confirmation dans certaines expériences de M. Hédon chez des chiens dépancréatés. Cet auteur a vu que le sucre donné à ces animaux est rapidement éliminé, et on en trouve dans l'urine une quantité plus forte que celle qui a été ingérée. Il en résulte que l'apport du sucre indépendamment de son inutilité pour l'organisme entraîne aux dépens de ce dernier une perte sucrée, qui n'aurait pas eu lieu sans cela [1].

Ajoutons que le diabétique qui se nourrit de matériaux sucrés satisfait les besoins de son estomac seulement, mais non ceux de ses tissus; ces matériaux passent pour la plus grande partie dans les urines et sont perdus pour lui; pendant ce temps la quantité des albuminoïdes et des graisses qu'il aurait pu utiliser demeure souvent insuffisante. Comme nous l'avons montré, le malade emprunte alors à sa propre substance les éléments qui lui permettent de faire face à ses dépenses de force, il maigrit.

De tous les hydro-carbonés, le plus nuisible est le sucre de raisin. L'amidon a une action presque aussi évidente sur la glycosurie; tous les aliments qui en contiennent doivent être proscrits. Ce sont en première ligne, le pain, la farine, les pâtisseries, le chocolat, les pâtes diverses, macaroni, vermicelle, etc., les pommes de terre, le riz, le maïs, les lentilles, pois, fèves, haricots, châtaignes. Les carottes, raves, navets, radis, oignons contiennent notablement moins d'hydrates de carbone, comme on le voit d'après le tableau que nous croyons utile de présenter ici :

	Eau.	Albumine.	Graisses.	Hydrates de carbone.	Cellulose.	Cendres.
Froment.........	13,6	12,4	1,8	67,9	2,5	1,8
Seigle..........	15,3	11,5	1,8	67,8	2	1,8
Orge...........	13,8	11,1	2,1	64,9	5,3	2,7
Avoine.........	12,4	10,4	5,2	57,8	11,2	3
Maïs..........	13,1	9,9	4,6	66,8	2,6	2,4
Riz...........	13,1	7	0,9	77,4	0,6	1
Haricots........	13,8	24,3	1,6	49,2	7,1	3,2
Petits pois......	12,7	21,1	0,8	61	2,6	1,8
Lentilles........	12,3	25,7	1,9	53,5	3,8	2,8
Fève de soja.....	»	34	6,5	29,6	»	»
Macaroni........	»	9	0,3	79	»	»
Pommes de terre.	75,5	2	0,2	20,6	0,7	1
Carottes........	87,1	1	0,2	9,3	1,4	0,9
Navets [2]........	89,4	1,4	0,2	7,4	»	0,7

1. Voir aussi Th. Rumpf, *Ueber die Assimilationsgrösse u. den Eiweissumsatz beim Diabetes mellitus*, Berl. klin. Woch., 21 oct. 1898.

2. D'après König, *Procentische Zusammensetzung und Nährgeldwerth der menschlichen Nahrungsmittel*, Berlin, 1893.

Le sucre de canne doit être interdit en principe ; la quantité de glycose formée par son dédoublement est trop considérable ; l'on a vu du reste que chez le diabétique, il augmentait nettement la glycosurie. Le miel est à supprimer aussi, sa composition est variable, il renferme outre 3 p. 100 de sucre de canne, jusqu'à 71 p. 100 de sucre interverti ; ce peut être pour la majeure partie de la lévulose, mais dans d'autres échantillons, la glycose est en excès.

Au sujet des fruits, il y a divergence d'opinion, sauf pour le raisin, qui contient beaucoup de glycose. Mais les autres fruits ont de la lévulose en quantité notable et nous savons que la lévulose est assimilée au moins en partie par les diabétiques. Ce peut être un moyen de leur fournir des hydrates de carbone utilisables pour leurs combustions. Les diverses analyses de fruits faites au point de vue de leur teneur en sucre ne concordent pas toujours (ce qu'il est facile de s'expliquer par leur degré de maturité différent). Voici cependant deux tableaux qui indiquent la richesse moyenne en sucre des principaux fruits :

	D'après Tollens.	D'après König.
Pêches	1 à 2 0/0	4,48 0/0
Abricots	2 à 3	4,69
Prunes	2 à 4	3,16
Fraises	4 à 7	6,26
Pommes		7,22
Poires	7 à 8	8,26
Cerises	10 à 11	10,24
Raisins	10 à 30	24,36

Il semble donc que les plus pauvres soient les pêches, les abricots, les prunes, tandis que les cerises se rapprocheraient des raisins, les pommes et les poires tenant un rang intermédiaire. En somme, les fruits frais à l'exception du raisin contiennent 2 à 10 p. 100 d'hydrates de carbone. Les oranges, contrairement à ce que l'on pourrait croire, seraient au-dessous de cette proportion d'après Krauss [1], il s'agit il est vrai des variétés un peu précoces de janvier et février ; elles contiennent avec l'écorce 1,5 à 2 p. 100 de sucre, sans l'écorce de 2,5 à 3 p. 100. On peut aussi consommer les fruits cuits après avoir jeté l'eau dans laquelle ils ont bouilli. Certaines maisons allemandes préparent de cette manière des conserves de fruits pour diabétiques. En tout cas, les fruits séchés, pruneaux, raisins secs, figues contiennent une proportion considérable de sucre, 30 à 50 p. 100 et doivent être supprimés. Les fruits huileux, noix, noisettes, amandes, sont permis en toute quantité.

La question du pain qui forme le fond de l'alimentation usuelle demande à être étudiée à part. Sa suppression représente une privation souvent intolérable pour le malade. Elle est capable de rendre sa ration nutritive insuffisante, car certains sujets sont dans l'impossibilité de manger sans ajouter à tous leurs aliments une certaine quantité de pain, si minime qu'elle soit. Il a

1. Krauss, Untersuchungen zur Chemie der Diabetes Küche, *Zeitschr. f. diät. u. phys. Therap.*, I, 1, 1898.

été longtemps d'usage de conseiller la croûte de préférence à la mie, et les malades transformant facilement une tolérance en prescription, finissaient par croire qu'ils pouvaient impunément absorber de grandes quantités de croûte de pain. Mais il est bien démontré que la croûte de pain est notablement plus riche en amidon que la mie : 100 grammes de croûte de pain peuvent donner 76 grammes de sucre urinaire, alors que 100 grammes de mie ne donnent que 52 grammes (Esbach). L'échaudé contient presque autant d'amidon que la mie.

On s'est efforcé de remplacer le pain par des préparations dont aucune, pour le dire dès maintenant, ne remplit bien le but cherché. Le pain de son, s'il est suffisamment privé de farine, a une valeur alimentaire faible, il est désagréable au goût, entraîne facilement la dyspepsie. Les gâteaux de son de Camplin doivent leur richesse nutritive aux œufs et au beurre qui en font partie, ils ne peuvent remplir les usages du pain. Dès 1841, Bouchardat [1] a consacré une série de mémoires à l'emploi des produits au gluten [2], qui sont entrés dans la pratique, et rendent incontestablement des services dans certains cas. Le pain de gluten, suivant sa provenance, contient de 16 à 44 p. 100 d'amidon, et il a de nombreux inconvénients : défaut de saveur, réduction en pâte gluante sous la dent, indigestibilité. La plupart des malades ne peuvent en continuer la consommation régulière. Le pain de soja hispida est d'un goût désagréable, se conserve mal et du reste contient parfois jusqu'à 40 p. 100 d'hydrates de carbone. Le pain de viande de Lühdorff, vanté par Ebstein, n'est pas non plus privé d'amidon, et il serait difficile à accepter pour nos estomacs. Pavy, Seegen ont fait faire des gâteaux d'amandes [3] sans sucre, et l'on vend en France depuis quelque temps un produit analogue sous le nom de pain Fougeron. La quantité de matières grasses, 35 p. 100, qui y est contenue, le rend huileux, indigeste ; il ne peut être consommé qu'en petites quantités et ne doit pas prétendre à remplacer le pain. Le prix en est relativement élevé.

L'aleurone est un gluten préparé d'une manière spéciale dont Hundhausen a fait un pain préconisé par Ebstein ; pour cela il faut le mélanger de deux ou trois parties de farine. Le pain d'aleurone est donc loin d'être sans hydrates de carbone ; un échantillon fabriqué à Francfort contenait 30 p. 100 de fécule, un autre de Breslau en contenait 55 p. 100 (Krauss). Le pain d'aleurone est remarquable par sa proportion d'albumine qui varie de 20 à 30 p. 100 suivant le taux du mélange employé. Il paraît donc utile plutôt pour renforcer la quantité d'albuminoïdes du régime. Ce n'est pas ce que l'on cherche en général chez le diabétique, qui a toujours tendance à consommer beaucoup de viande. Il faut citer pour mémoire les biscuits à l'inuline, et le pain à la lichénine imaginés par Külz [4].

---

1. « Éclairé par les expériences si intéressantes de la Commission dite de la gélatine sur les propriétés éminemment nutritives du gluten, je pensai immédiatement à faire préparer avec ce produit un aliment susceptible de remplacer le pain. » Bouchardat, Ac. d. sc., 16 nov. 1841.

2. Le gluten est une albumine végétale découverte en 1742 par Beccari de Bologne.

3. Les amandes contiennent 54 0/0 de corps gras.

4. L'inuline vaut près de 40 fr. le kilog.

En somme, la vraie solution de la question consiste pour les diabétiques à s'habituer progressivement à prendre de très petites quantités de pain ordinaire, et à le supprimer toutes les fois que cela leur est possible. Nous préférons, malgré les résultats de l'analyse, conseiller la croûte plutôt que la mie; la croûte est généralement prise en moindre proportion, et elle est d'une digestion plus facile. Cependant ici tout varie suivant les goûts du sujet et ses aptitudes. Il est des malades auxquels la mastication de la croûte est absolument impossible à cause de la gingivite et du déchaussement des dents; à ceux-là il faudra évidemment laisser prendre la mie. On peut aussi substituer au pain la pomme de terre bouillie[1], qui contient moins de 20 p. 100 d'hydrates de carbone. Mais il faut préciser sa prescription et la surveiller, car nous savons par expérience que nombre de diabétiques sont convaincus que soit la croûte de pain, soit la pomme de terre bouillie, n'ont aucun inconvénient pour eux, et ils en abusent.

Une autre difficulté est de remplacer le sucre en tant que condiment. La glycérine a été conseillée dès le début; elle est acceptable, quoiqu'elle ne soit pas tout à fait inoffensive au point de vue de la production du glycogène; cependant elle a un arrière-goût assez désagréable. La saccharine, tirée de la houille, ayant un pouvoir édulcorant 280 fois plus grand que le sucre de canne, a paru remplir d'abord tous les desiderata, mais il est démontré que son usage prolongé peut amener des troubles digestifs. Il paraît en être de même de la dulcine[2] et de la glucine, qui sont des produits de même origine. La lévulose a été recommandée. La lévulose édulcore fort peu, et son prix est encore élevé[3]. Nous savons du reste que le sucre de canne se transforme dans l'intestin en glycose et en lévulose; il n'y a donc pas grand inconvénient à tolérer une très petite quantité de sucre de canne chez quelques malades qui ne peuvent s'en passer pour sucrer certaines boissons, comme le café. Mais la privation est relativement facile et peut être exigée de la plupart des diabétiques.

Les albuminoïdes peuvent faire du glycogène, mais ils n'accroissent la glycosurie dans le diabète que pour les formes graves, car la plupart des malades, une fois les hydrates de carbone supprimés, sont capables d'utiliser la quantité de sucre qui provient de l'albumine. On peut donc autoriser en principe toutes les variétés d'aliments albuminoïdes, viandes, poissons, œufs.

Pour les viandes, il n'y a guère de différence à faire qu'au point de vue de leur digestibilité, qui est du reste variable suivant les individus. La viande de bœuf contient en moyenne 20,8 p. 100 d'albumine et 1,74 de graisse; celle du veau a un peu moins d'albumine et de graisse, le tissu conjonctif y est plus abondant, ce qui la rend souvent d'une digestion

---

1. Ebstein rejette absolument la pomme de terre sans raison valable.

2. La dulcine aurait produit de l'ictère chez le chien et la mort consécutive (Aldehoff), mais il s'agissait de doses excessives. Ewald en a donné à des malades pendant plusieurs semaines à la dose quotidienne de 1,56 sans inconvénient.

3. Le prix de la lévulose s'est beaucoup abaissé. En 1891, 500 gr. de lévulose pure, cristallisée valaient 750 fr.; actuellement 1 kil. vaut 15 fr.

moins facile. La viande de mouton a encore moins d'albumine, 17,1 p. 100, mais en général notablement plus de graisse, 5,8 p. 100. Le gibier à poil est plus riche en albumine; le lièvre va jusqu'à 23,3 p. 100. Le porc joue un grand rôle dans l'alimentation populaire; il a une importance particulière pour tous, car sa chair est très riche en graisse, 7 p. 100 en moyenne et souvent davantage : nous insisterons plus loin sur la nécessité qui s'impose de faire prendre des graisses facilement absorbables aux diabétiques. La variété des préparations qu'on peut tirer du porc offre également de grandes ressources. Les viscères des différents mammifères sont utilisés avec avantage, ainsi les rognons, ris de veau, cervelles. Le foie est généralement prohibé à cause de sa teneur en glycogène, qui peut être très abondant chez un animal bien nourri et sacrifié en bonne santé [1]. Les chiffres que nous avons donnés concernent des animaux dits maigres, car il est évident que pour des animaux engraissés, ils seraient notablement modifiés; en ce cas la proportion de graisse peut atteindre 30 p. 100.

Les gelées de viande, les pieds de veau, tête de veau sont recommandés; la gélatine a une valeur nutritive notable, elle a une action d'épargne sur l'albumine; à ce point de vue 100 grammes de gélatine pourraient remplacer 173 grammes de viande [2]. Le bouillon de viande est à conseiller aux diabétiques; il doit habituellement leur servir de potage. Mais ce serait une erreur que de lui accorder une valeur nutritive. Il ne contient que 2 p. 100 environ de substances solides, dont bien peu sont alimentaires : les substances organiques sont des extractifs tels que la créatine, la xanthine, l'hypoxanthine et de l'acide lactique avec de la gélatine. Il y a des sels, phosphates de potassium, de calcium, de magnésium, du chlorure de sodium, des traces d'oxyde de fer. Le bouillon introduit donc une certaine quantité de sels dans l'organisme, il agit comme peptogène et stimulant général.

A ce propos, nous dirons quelques mots de la déminéralisation chez les diabétiques. Elle est souvent considérable chez ces malades, surtout dans les formes graves. L'acide phosphorique, l'acide sulfurique, la chaux, la magnésie sont en plus forte proportion que la normale dans les urines. M. A. Robin a trouvé comme coefficient de déminéralisation 35, 40 et 45 p. 100. Cela peut s'expliquer en partie par ce fait que les diabétiques mangent beaucoup, et en particulier beaucoup de viande. Pour avoir des notions précises, il faudrait faire le compte des sels minéraux ingérés. C'est ce qu'a réalisé V. Ackeren [4] sur un malade de Gerhardt, et il a constaté que le malade en question rendait dans l'urine et les fèces beaucoup

1. Abstraction faite de la question de l'opothérapie hépatique dans le diabète, au sujet de laquelle on connaît les essais intéressants de MM. Gilbert et Carnot.

2. Bien entendu, il faut toujours qu'il y ait de l'albumine dans la ration. Ainsi un chien de 50 kil. recevant une ration quotidienne de 200 gr. gélatine, 250 gr. fécule, 100 gr. graisse et 12 gr. extrait de viande succomba dès le 30e jour, par suite d'une déperdition continue d'albumine (I. Münck, *Pflüger's Archiv*, Bd. 58, p. 318).

3. M. A. Robin propose de désigner sous le nom de coefficient de déminéralisation le rapport des matériaux inorganiques de l'urine aux matériaux solides pris en bloc. Le chiffre est normalement 30 0/0.

4. V. Noorden, *Lehrbuch der Pathologie der Stoffwechsel*, p. 416.

plus d'acide phosphorique qu'il n'en recevait et même plus que ce qui pouvait revenir à l'albumine des tissus. Il fallait donc que ce fût une substance particulièrement riche en phosphore, comme les os, qui fournît cet excès d'acide phosphorique [1]. Il y avait, en effet, dans l'urine et les fèces plus de chaux et de magnésie que dans les aliments reçus. En général, cependant, il n'y a guère à se préoccuper de l'insuffisance des sels minéraux dans l'alimentation, car nous en absorbons habituellement beaucoup plus qu'il ne nous est nécessaire, comme on peut en juger par les deux tableaux [2] suivants :

	Consommation minimum indispensable.	Consommation moyenne réelle.
Soude	0,30	7
Potasse	0,90	4,75
Acide phosphorique	3,60	4,75
Chaux	0,30	0,75
Chlore	1,50	8

On peut permettre tous les poissons. La chair de poisson contient au moins 12 p. 100 et le plus souvent 16 à 18 p. 100 d'albumine; les carpes et les raies peuvent en contenir jusqu'à 21 p. 100. Les plus recommandables sont ceux qui ont le plus de graisse, ainsi l'anguille, le saumon, le hareng, le maquereau. L'anguille de rivière fournit environ 28 p. 100 de graisse, le maquereau 14 p. 100. La laitance de carpe, le caviar sont aussi à conseiller. Il faut mentionner encore les crustacés, homard, langouste, écrevisse. Les mollusques (huîtres) peuvent contenir une assez forte proportion de glycogène; mais avec l'usage restreint que l'on en fait habituellement, il n'y a pas lieu de les interdire.

Les œufs représentent un aliment de premier ordre, ce dont on peut facilement se rendre compte par leur composition moyenne :

	Eau.	Albumine.	Graisses.	Substances extractives.	Sels.
Blanc d'œuf	85,8	12,7	0,3	0,7	0,6
Jaune d'œuf	50,8	16,2	31,8	0,1	1,1
Œuf total	73,7	12,6	12,1	0,5	1

Le jaune de l'œuf se distingue donc par sa quantité considérable de corps gras (surtout oléine, moins de palmitine); il contient aussi de la lécithine, de la cholestérine. Ces graisses sont sous cette forme d'une digestibilité remarquable, ce qui est de la plus haute importance chez certains malades.

Les albuminoïdes sont plus indispensables encore au diabétique qu'à tout autre sujet, à cause de la désassimilation rapide à laquelle il est exposé.

1. Il y a pour expliquer ce surplus d'acide phosphorique et de chaux plusieurs raisons sur lesquelles nous ne pouvons insister ici. En fait, dans un travail déjà ancien où nous avons publié l'analyse du tissu osseux de 26 sujets morts de maladies très différentes, le chiffre le plus bas d'acide phosphorique que nous ayons rencontré nous fut donné par un diabétique. (E. Dufourt, *Contribution à l'étude de la composition du tissu osseux*, Th. de Lyon, 1882.)

2. L. Lapicque et C. Richet, *Dict. de physiol.*, Art. ALIMENTS, p. 322.

Mais on ne peut les augmenter au delà d'un certain chiffre, soit en raison de la satiété, soit en raison des difficultés digestives qui surviennent, soit parce que le sucre apparaît dans l'urine, si l'albumine de l'alimentation dépasse une limite variable chez chaque individu. D'autre part, 500 grammes de chair de bœuf maigre fournissent à peine 600 calories : il nous faudra donc avoir recours à une autre classe d'aliments pour constituer une ration indispensable.

L'association des légumes permet de faire tolérer davantage de viande sans addition de pain. Mais les légumes ont aussi leur utilité propre en faisant varier l'alimentation, en introduisant des sels minéraux, en donnant à la masse alimentaire un certain volume, ce qui est nécessaire pour calmer le sentiment de la faim qu'éprouvent souvent à un haut degré les malades dont nous nous occupons. Par la cellulose que les végétaux contiennent, ils peuvent prévenir la constipation, si fréquente chez les diabétiques [1]. C'est surtout de cette manière qu'il faut envisager la valeur de la cellulose, car il n'est pas probable qu'elle ait une action nutritive. Cependant on sait maintenant qu'il en disparaît une assez forte proportion dans l'intestin lorsqu'elle appartient à des aliments jeunes et tendres [2].

La proportion d'hydrates de carbone contenus dans les légumes suivants est insignifiante (et ils ne sont pas tous transformables en sucre) : choux, choux-fleurs, épinards, haricots verts, laitues, champignons, salades diverses, tétragones, cardons, asperges.

	Eau.	Albuminoïdes.	Graisses.	Hydrates de carbone.	Cendres.
Choux..............	89,97	1,89	0,20	6,71	1,23
Épinards............	88,47	3,49	0,58	5,47	2,09
Asperges............	93,75	1,79	0,25	3,67	0,54
Laitues.............	94,33	1,41	0,31	2,92	1,03
Champignons [3].......	91,28	3,74	0,15	4,35	0,48

La courge a 1,34 p. 100 de sucre, mais 5,16 p. 100 d'autres hydrates de carbone susceptibles de se transformer en sucre. Pour le melon la proportion est de 2,14 p. 100 de sucre et de 4,40 d'autres substances privées d'azote. Il n'y a donc pas d'inconvénient à tolérer la courge et le melon en quantité modérée. Les concombres sont à signaler d'une manière spéciale, on n'y trouve que 1 p. 100 de substances hydrocarbonées.

Certains légumes contiennent surtout des hydrates de carbone inoffensifs : chicorée, salsifis, topinambour, crosnes. On trouve dans la tomate 1,61 p. 100 seulement de sucre presque uniquement composé de lévulose. L'oseille dispose à la gravelle oxalique ; Bouchardat la proscrivait. Les épinards contien-

1. Chez les herbivores, la cellulose est indispensable ; si l'on donne à des lapins des aliments exempts de cellulose, la péristaltique intestinale s'arrête ; il se produit de l'inflammation, et les animaux meurent rapidement.

2. Weiske a résorbé personnellement 62,7 0/0 de la cellulose contenue dans une alimentation composée de carottes, choux, céleris (*Zeitsch. f. Biol.*, Bd. VII, p. 456). Knieriem s'est assimilé 23,3 0/0 de la cellulose de la salade (*Zeitsch. f. Biol.*, XXI, p. 67, 1885).

3. L. Hugounencq, *Précis de chimie physiologique*, Paris, O. Doin, 1897.

nent autant d'acide oxalique, que l'oseille, en tout cas ni l'oseille ni les épinards n'augmentent la glycosurie. L'asperge est tenue en suspicion, depuis que Harley a trouvé sur lui-même de la glycosurie après une absorption abondante d'asperges. Ce fait n'a pas été constaté par d'autres auteurs. On peut craindre son action excitante sur le parenchyme rénal : chez les diabétiques, le rein est soumis à un travail excessif, il est souvent altéré et son intégrité a une grande importance. Quelques auteurs admettent l'existence d'un diabète rénal; en tout cas l'élément rénal peut jouer un rôle dans le diabète ainsi que M. Lépine l'a montré [1]. Les légumes ont encore l'avantage de faire absorber une quantité notable de graisse, si l'on a soin de les faire cuire à l'eau, de les exprimer et de les laisser bien dégorger avant de les cuire au beurre.

Car c'est l'emploi judicieusement combiné des graisses qui permet de supprimer les hydrates de carbone tout en fournissant à l'économie les matériaux suffisants pour produire le chiffre de calories nécessaire à l'entretien de la chaleur animale et de la nutrition. En effet, un diabétique qui ne prendrait que de la viande devrait en ingérer plus de 2 kilogr. par jour pour se maintenir en équilibre nutritif, et nous venons de voir que les légumes inoffensifs pour lui n'ajouteront que bien peu à la valeur de sa ration. Il est inutile d'insister sur l'impossibilité évidente à tous les points de vue de faire tolérer l'alimentation carnée pure chez l'homme, indépendamment de la glycosurie qui aurait lieu comme nous le montrerons plus loin. Il faut instituer un régime où les hydrates de carbone soient remplacés par les graisses; on peut fournir ainsi à l'économie une alimentation qui, tout en étant dépourvue de substances saccharifiables, est capable de supporter les dépenses de la nutrition. Si nous envisageons un diabétique du poids moyen de 70 kilogr., nous savons qu'il produira environ 2 450 calories; voici un type de régime pour un tel malade avec la valeur de chaque aliment :

500 gr. de viande de bœuf maigre (pesée crue), fournissant	595 calories.	
100 gr. de poisson gras	— 312	—
100 gr. de jambon	— 437	—
2 œufs [2]	— 144	—
20 gr. de fromage maigre	— 64	—
100 gr. de légumes verts	— 28	—
	1580	

Il nous manque encore 870 calories : il faut les demander aux graisses.

1. Jacoby a pu produire de la glycosurie sur des lapins nourris de carottes en leur donnant une substance diurétique (caféine), *Arch. f. experim. Path.*, t. XXXV. F Richter a repris les expériences de Jacoby et il a constaté qu'il s'agit d'une action spéciale à la caféine, action qui ne peut être généralisée aux diurétiques. Cette glycosurie ne se montre que par l'action de la caféine; elle s'accompagne d'hyperglycémie, c'est sans doute le foie qui est en jeu, et non le rein. Il s'agit peut-être d'un effet sur les vaso-moteurs avec suractivité de la circulation hépatique. F. Richter a appliqué ses recherches d'une manière ingénieuse à l'étude des sucres formateurs de glycogène (*Zeitsch. f. klin. Med.*, XXXV, 1898).

2. Un œuf pèse en moyenne 53 gr.

Si la valeur trophique des graisses substituées dans une ration était égale à leur valeur calorifique, comme on le croyait autrefois, il aurait suffi largement de 100 grammes de graisse pour compléter la ration d'entretien de notre diabétique, $100 \times 9,3 = 930$ cal. Mais il n'en est pas ainsi : leur valeur trophique est égale en réalité à celle de la glycose qu'elles sont capables de fournir : 1 gramme de graisse pouvant donner 1,61 de glycose, son équivalent nutritif est $1,61 \times 4,1 = 6,60$ et non 9,3. La quantité de corps gras nécessaire dans le cas qui nous occupe sera donc de 130 grammes au moins, puisque $130 \times 6,60 = 858$.

On pourra faire ingérer par exemple 120 grammes de beurre[1], soit au naturel, soit dans la préparation des aliments, et en particulier des légumes, et 30 grammes d'huile d'olives avec de la salade, sous forme de mayonnaise ou de sauce grasse quelconque. Il est évidemment de toute importance que les graisses soient bien digérées[2]; il faut s'en assurer par l'examen des fèces. Dans le cas contraire, on variera les préparations, on choisira les viandes grasses, on se servira du lard, des cervelles, des jaunes d'œufs; Cantani avait préconisé les graisses pancréatisées[3]. Ebstein conseille plutôt de mélanger la graisse avec des acides gras. Mais en général ces précautions sont inutiles, et le plus souvent les diabétiques digèrent bien les corps gras. Beaucoup de ces malades font spontanément la remarque que leurs fonctions digestives se sont améliorées lorsque le sucre a fait son apparition chez eux.

Il s'agit là, bien entendu, d'un type de régime satisfaisant théoriquement aux besoins de la nutrition; dans la réalité il ne pourrait être toléré longtemps sans additions, et l'on sera obligé d'y joindre une certaine quantité (la plus petite possible) de pain, de succédané de pain ou de pommes de terre. Ce sont là des nécessités de la pratique devant lesquelles le médecin n'a qu'à s'incliner sans abandonner pour cela sa ligne de conduite. Car ces additions seront uniquement destinées à prévenir le dégoût du malade, à lui faciliter l'absorption des substances réellement alimentaires, car ni le pain, ni les pommes de terre ne représentent plus pour lui une source de potentiel.

L'augmentation des albuminoïdes aurait pu nous fournir un chiffre de calories plus élevé, et nous permettre d'ajouter un moindre poids de graisse. Mais il faut bien savoir que l'augmentation de la viande au delà d'une certaine proportion chez les diabétiques produit un redoublement de la glycosurie ou sa réapparition si elle avait cessé. Le fait est prouvé directement : Külz et V. Mering ont constaté que dans certaines conditions la caséine augmentait nettement le sucre chez les diabétiques. Un calcul simple le démontre aussi. Voici notre malade qui n'a plus de glycosurie avec le

---

1. Le beurre contient 85 p. 100 de graisse pure.
2. Hirschfeld a insisté sur une forme de diabète dans lequel les graisses se retrouvent en grande partie dans les selles (*Zeitsch. f. klin. Med.*, Bd XIX).
3. Le pancréas frais est coupé en petits morceaux, mélangé avec une certaine quantité de graisse de porc, laissé en digestion pendant trois heures, puis le tout légèrement grillé au feu.

régime prescrit; cela veut dire qu'il est capable de consommer encore une certaine quantité de sucre, celle qui lui a été fournie par le dédoublement de l'albumine de la viande, du poisson et des œufs. S'il est à la limite de sa capacité d'utilisation des hydrates de carbone, c'est-à-dire s'il ne peut en utiliser davantage, le sucre provenant de la viande qui lui sera accordée en plus apparaîtra tout entier dans l'urine à raison de 55,8 par 100 grammes d'albumine ou par 600 grammes de viande, qui d'autre part fournissent à peine 500 calories, car il faudra défalquer la valeur du sucre éliminé.

Le cas envisagé est celui d'un diabétique que le régime institué amène à n'avoir plus de déperditions sucrées. Mais s'il y avait encore du sucre dans l'urine, il faudrait remplacer cette quantité perdue. Supposons que le malade continue à rendre par exemple 50 gr. de sucre; nous aurons à ajouter à sa ration des aliments pouvant fournir encore $4,1 \times 50 = 205$ calories. En outre, si le sujet est soumis à un travail très actif, s'il s'agit d'un ouvrier ou d'un cultivateur, sa production de calories peut atteindre 3000 par jour au lieu de 2450 et même davantage. On peut saisir la difficulté qu'il y aura alors à établir un régime capable de subvenir aux besoins de la nutrition. C'est une des raisons pour lesquelles il est presque impossible d'empêcher de maigrir le manœuvre diabétique soumis à un travail de fatigue et c'est encore pour cela que la maladie prend chez lui une gravité et une acuité remarquables. Cette considération justifie l'axiome clinique que si l'exercice régulier est nécessaire aux diabétiques, le travail excessif, le surmenage leur fait courir les plus grands dangers. Il peut se produire alors cette désassimilation brusque et en masse des albuminoïdes qui est vraisemblablement l'origine du coma, quels que soient les processus intermédiaires.

Il est une substance à pouvoir thermogène considérable que nous avons négligée dans l'établissement de la ration; c'est l'alcool, dont chaque gramme peut fournir 7 calories. Après bien des discussions sur la manière dont se comporte l'alcool dans l'économie, on est d'accord maintenant pour admettre que 90 p. 100 de l'alcool ingéré sont comburés. De ce chef, l'alcool paraît pouvoir épargner une certaine quantité de graisses ou d'hydrates de carbone, et il aurait une valeur alimentaire. En fait, l'alcool ajouté à une ration abondante amène l'engraissement comme l'a démontré Strassmann[1]. Mais il faut que la ration soit déjà au moins suffisante, et les choses ne se passent plus de la même manière lorsqu'on veut substituer l'alcool à une quantité isodyname d'hydrates de carbone : en ce cas, la ration devient trop faible, l'organisme emprunte le surplus à ses réserves et surtout à celles d'albumine, car les analyses d'urine révèlent une perte d'azote[2]. Il faut donc, si l'on veut employer l'alcool, que l'on ait déjà prescrit une alimentation suffisante, par conséquent l'alcool ne peut entrer dans le calcul

1. Strassmann, *Pflüger's Archiv*, 1891.
2. La perte d'azote continue même un ou deux jours après la suppression de l'alcool et le retour à la ration primitive, et Miura se demande si l'alcool n'agirait pas comme un poison cellulaire faible (Miura, *Zeitsch. f. klin. Med.*, Bd XX, 1892). Les recherches de Schmidt sont confirmatives de celles de Miura (R. Roseman, *Zeitsch. f. diät. u. phys. Therapie*, I, 1898).

de la ration nécessaire. Mais l'alcool en quantité modérée a d'autres avantages, comme nous allons le voir.

Nous n'avons pas parlé en effet jusqu'à présent des boissons : elles méritent une étude spéciale. Dans les pays latins, le vin est de consommation habituelle; le vin ne vaut guère que par l'alcool qu'il contient. Quels sont les avantages et les inconvénients de l'alcool dans le diabète? Il est certain d'abord que l'alcool facilite l'ingestion des graisses si utiles aux diabétiques. La sensation d'écœurement léger que l'on éprouve quelquefois après avoir pris un aliment gras cède facilement à l'absorption d'un peu de vin. En outre sa valeur tonique n'est pas à dédaigner chez les malades dont le cœur tend à fléchir et le système nerveux à s'épuiser. Malheureusement l'alcool est souvent nuisible, surtout si l'on dépasse certaines doses. L'existence du diabète alcoolique n'est pas encore démontrée quoiqu'il ne soit pas douteux que beaucoup de diabétiques aient fait abus de l'alcool. Mais le foie est souvent lésé dans le diabète sans que l'on puisse savoir s'il s'agit d'un facteur ou d'une conséquence de la maladie, l'artério-sclérose y est fréquente de même que la néphrite, et, comme on le sait, il y a un intérêt sérieux à maintenir les reins en bon état.

Pendant des années l'alcool a été prescrit à tort aux diabétiques, et il est certain que cette pratique a eu de mauvais résultats pour bon nombre d'entre eux, d'autant plus que beaucoup exagéraient la prescription. Il ne faut pas dépasser le chiffre de 60 à 80 gr. par jour, et souvent il est bon de rester au-dessous; cela correspond environ à un litre de vin. Si l'alimentation du malade est suffisante, l'alcool pourra alors manifester son action d'épargne comme nous l'avons vu plus haut, et il sera utile à la nutrition ; il ne doit donc intervenir en quelque sorte que comme aliment de luxe. Chez les diabétiques le vin rouge, plus tonique, nous paraît préférable au vin blanc, en exceptant les cas où il y aurait nécessité d'augmenter la quantité des urines [1]. Mais, sauf indications particulières, il faut exclure les alcools à proprement parler, eau-de-vie, cognac, rhum; les liqueurs sucrées sont évidemment interdites.

L'alcool rentre pour une part dans la catégorie de ce qu'on a appelé les aliments d'épargne, suivant l'expression courante, qui remonte à Schultz (1831). Dans les usages domestiques les types en sont le thé et le café. On peut permettre le thé et le café aux diabétiques sans nul inconvénient, mais il n'y a pas lieu de leur accorder une valeur nutritive quelconque. Ce terme d'aliments d'épargne a été employé de manières tellement différentes qu'il vaudrait mieux le supprimer complètement [2]. Il faut prendre garde que ceux qui voudraient entendre par là des substances capables d'économiser une certaine quantité des matériaux de l'organisme émettraient une supposition absolument contraire aux lois de la production et de la conservation de l'énergie. L'usure de l'organisme est un fait inéluctable que rien ne peut

---

1. Signalons en passant que le Dr Leduc a constaté pour la région de Nantes que dans les pays de production et de consommation du vin blanc, on trouve une proportion plus considérable de diabétiques (Congrès de Nantes, août 1898).

2. L. Lapicque et Ch. Richet, *loc. cit.*

ralentir de notre part, sauf la diminution de la dépense en tant que nous pouvons la limiter, c'est-à-dire la diminution du travail mécanique.

L'action du thé et du café, comme celle de la coca, ne peut se comprendre que comme le résultat de la suppression des sensations subjectives qui accompagnent l'inanition ou l'alimentation insuffisante, la sensation de faim, celle de faiblesse. L'utilité du thé et du café est uniquement dans leur action stimulante et tonique. Le cacao présente une action de même nature, mais en outre il vaut comme aliment; seulement il contient 13 p. 100 de fécule : son usage doit donc être restreint.

Les vins mousseux, Champagne, Asti, Saint-Péray, les vins sucrés d'Espagne, de Portugal, de Hongrie sont à proscrire. Les eaux gazeuses de table sont conseillées par Ebstein en conséquence de sa théorie du diabète. Elles étaient rejetées par Bouchardat; nous croyons que la décision doit être prise d'après l'état du tube digestif; si l'usage d'une eau carbonique est susceptible d'augmenter l'appétit du malade, et de faciliter sa digestion, il faut la lui conseiller, sinon il vaut mieux s'abstenir. L'eau ordinaire, bien pure, bien aérée est encore la boisson la plus recommandable, chez les diabétiques qui souffrent de la soif, on peut l'aromatiser de diverses manières. Il y a lieu de tenir compte de ce fait que l'eau chaude calme souvent mieux la soif que l'eau froide. Mais il est impossible de la conseiller à 58 degrés comme l'avait fait Glax, qui croyait que l'ingestion méthodique de l'eau pure à cette haute température était capable de diminuer la glycosurie.

La bière remplace le vin dans l'alimentation habituelle des pays du Nord; elle doit être refusée aux diabétiques à cause de sa richesse en hydrates de carbone, un litre en contient environ 35 gr.; le cidre en contient aussi, quoique en moindre proportion. Le lait est à la fois une boisson et un aliment de la plus haute importance; pendant longtemps les médecins ont dirigé leur ligne de conduite d'après ce qu'a écrit Bouchardat à ce sujet. « J'ai vérifié un grand nombre de fois qu'en ajoutant au régime d'un diabétique dont les urines contiennent du sucre un litre de lait de vache dans les 24 heures, l'augmentation du sucre rendu dans cet espace de temps était de 50 gr. et correspondait assez exactement à la quantité de lactine ingérée en sus du régime ordinaire. » Un litre de lait contient en effet 48 gr. de lactose, susceptible de donner de la glycose par dédoublement, théoriquement le lait doit être rejeté. Nous pensons que c'est aussi la conclusion à laquelle aboutit l'observation clinique; dans la majorité des cas, le lait augmente la glycosurie, nous l'avons constaté maintes fois. Mais aucun aliment ne justifie mieux une autre proposition du même auteur : « chaque glycosurique a son équation personnelle de production et d'utilisation des aliments glycogéniques ».

Car chez certains sujets, le lait, même à forte dose, n'a aucune influence sur le sucre de l'urine; en se basant sur ces faits, qui sont rares, Dongkin a institué la diète lactée pure comme traitement systématique du diabète. Cependant la plupart des cliniciens n'ayant pas obtenu les résultats annoncés par Dongkin ont continué à proscrire le lait. Il faut tenir compte des observations contradictoires dont un certain nombre ont été publiées par MM. Charrin et Guillemonot [1], M. Œttinger [2]. Ces auteurs ont vu dans certains cas le sucre disparaître ou fortement diminuer sous l'influence du lait, constatation qui a une valeur considérable pour la pratique, le lait joignant à ses qualités d'aliment riche en principes nutritifs une digestibilité précieuse dans nombre de circonstances. Ce sont sans doute des exceptions; néanmoins elles prouvent que la question n'est pas susceptible d'une solution univoque. Le lait peut trouver ses indications lorsqu'il y a des altérations du foie, du cœur, des reins [3], lorsqu'il y a des troubles digestifs. Il faut alors faire l'épreuve individuelle chez le malade que l'on a en traitement, car il est impossible de prévoir d'avance quelle sera sa réaction vis-à-vis du lait. De même pour les individus qui supportent mal la privation des hydrates de carbone, le lait pourra être utile à dose modérée, mais il faudra faire l'analyse de leurs urines après quelques jours d'essai. Quant à la crème du lait, elle ne présente que des avantages chez les diabétiques et elle trouve des applications nombreuses. On peut l'employer comme addition au café, dont elle corrige l'amertume; dans la préparation de diverses sauces ou ragoûts, elle remplace la farine.

On ne saurait chercher trop de moyens de faciliter la tolérance du régime adipo-carné. Son plus grand inconvénient est la satiété et quelquefois les troubles digestifs que son application entraîne. Il faut toujours faire quelques concessions; mieux vaut un diabétique qui mange des aliments hydrocarbonés qu'un diabétique qui ne mange pas du tout. Le reproche le plus grave qui ait été formulé contre les prescriptions diététiques en usage dans le diabète depuis Rollo est celui de favoriser le coma. Ebstein [4] paraît avoir été le premier à publier des cas de coma chez des malades soumis à l'exclusion des hydrates de carbone, et dans d'autres observations on aurait vu un coma débutant rétrograder lorsqu'on donnait du sucre ou des amylacés. A. Jaenicke [5] vit apparaître l'acide acétylacétique dans l'urine de sujets soumis à la diète carnée pure et arriva à la conclusion que le fait se produit lorsqu'il existe une trop grande différence entre la nourriture exclusivement albuminoïde et le régime suivi antérieurement. On peut se demander si chez les malades en question, la ration était suffisante; il est probable que, tout au moins, pour le premier sujet d'Ebstein les aliments ingérés ne couvraient pas les pertes.

Il est certain que l'alimentation azotée pure augmente l'acidité des liquides de l'économie. Mais le coma survient aussi chez des diabétiques qui ne suivent pas de régime, et il faudrait pour élucider la question une statistique que nous ne possédons pas. V. Noorden croit que cette accusation peut avoir de la valeur contre la diète purement carnée, qui est

---

1. Charrin et Guillemonot, *Sem. médic.*, 1896, p. 236.
2. W. Œttinger, *Sem. méd.*, 1897, n° 8.
3. Il est à remarquer que les trois malades de M. Œttinger étaient des albuminuriques.
4. W. Ebstein, *Deut. Arch. f. klin. Med.*, 1881, XXVIII, p. 191.
5. A. Jaenicke, Beiträge zur sog. Acéton. bei Diabetes, *Deut. Arch. f. klin. Med.*, 1882, XXX, p. 108.

impuissante à maintenir la nutrition à un taux suffisant, mais qu'elle n'en a pas contre la diète adipo-carnée avec laquelle on arrive facilement à combler les déficits; c'est aussi l'avis de Naunyn. L'acétone et l'acide acétylacétique semblent bien provenir des albuminoïdes, mais des albuminoïdes des tissus qui sont attaqués quand le régime est insuffisant et non des albumines ingérées. Wolpe [1] a constaté que lorsque l'alimentation azotée était bien réglée, bien tolérée, on pouvait voir l'acide βoxybutyrique diminuer. En réalité, la question du coma diabétique présente encore bien des obscurités, la constatation de la coexistence fréquente de l'acétone, de l'acide acétylacétique, de l'acide βoxybutyrique est un fait; elle ne prouve pas qu'il y ait un rapport de causalité [2].

Nous pouvons nous rendre compte que l'addition d'hydrates de carbone au régime d'un diabétique menacé de coma est impuissante à prévenir cet accident. Personne ne soutient plus que l'acétone puisse être la cause du coma, mais son abondance et sa persistance sont considérées à juste titre comme un signe précurseur qui ne doit pas être négligé. On est arrivé à déceler dans l'urine normale de l'acétone en quantité extrêmement faible : on peut en faire apparaître des proportions très appréciables en supprimant les hydrocarbonés de l'alimentation chez l'homme sain. Alors il suffira d'ajouter aux ingesta 50 à 100 grammes de matières amylacées pour voir l'acétonurie cesser. Tandis qu'il n'en est pas de même chez le diabétique; lorsqu'on redonne du sucre à un diabétique au régime carné devenu acétonurique, l'acétone ne disparaît pas [3], nous l'avons constaté souvent pour notre part. La raison de cette différence est facile à concevoir; l'individu sain n'est plus acétonurique lorsqu'on lui fournit des hydrates de carbone, parce que ses tissus les consomment réellement, tandis que ceux du diabétique sont impuissants à le faire.

Ce qu'il faudrait donner aux diabétiques pour prévenir le coma, ce n'est donc pas seulement du sucre, mais aussi le moyen de l'utiliser, et nous savons que cette incapacité des tissus est le caractère même de la maladie. Il y a des diabétiques qui possèdent encore un certain coefficient d'utilisation hydrocarbonée, et à ceux-là on rendra service en ne les astreignant pas au régime adipo-carné. Chez eux, le coma est bien rare, et s'il survient c'est que le régime institué antérieurement était vicieux, c'est qu'il était impuissant à empêcher la désintégration des albumines tissulaires. On peut toujours du reste procéder d'une manière progressive dans l'établissement de la diète adipo-carnée, surtout lorsqu'il s'agit d'individus qui consommaient très peu de viande auparavant et se nourrissaient de préférence de végétaux, comme beaucoup de cultivateurs. Même au point de vue de la digestion, les changements brusques sont mal supportés. On peut en dire autant pour ce qui est du travail produit. Les éleveurs savent bien que

---

1. Wolpe, *Arch. f. experim. Path.*, Bd XXI, 1886.

2. Les injections alcalines ont donné récemment à M. Lépine des résultats remarquables (voir *Rev. de méd.*, sept. 1898).

3. F. Hirschfeld, *Zeitschr. f. klin. Med.*, XXXI, 1897; L. Azémar, *Travaux du labor. de phys. de Montpellier*, 1898.

toute modification d'alimentation chez un herbivore s'accompagne d'une diminution du rendement. Mais la question essentielle chez le diabétique, c'est que la ration soit bien calculée, qu'elle soit suffisante.

Le coma diabétique paraît être à tout prendre un aboutissant naturel de l'évolution du diabète, il survient lorsque la charpente de l'économie est touchée et que la réparation devient trop disproportionnée; lorsque la désassimilation albuminoïde est massive, les éléments nerveux centraux traduisent leur atteinte irrémédiable par une réaction paralytique et l'édifice entier s'écroule. La meilleure manière de prévenir le coma, c'est donc de maintenir la nutrition en bon état et de prendre garde qu'il n'y ait pas de déficit dans le bilan azoté de l'économie.

Nous croyons utile de donner ici un tableau [1] de la chaleur de combustion des principaux aliments, calculé pour 100 grammes de substance, auquel on pourra se reporter pour instituer le régime d'un diabétique :

100 gr. d'huile..............	930 cal.	100 gr. de bœuf maigre cuit..	215 cal.
— de beurre............	850 —	— — cru..	119 —
— de lard..............	748 —	— de saumon fumé.....	210 —
— de cervelas..........	446 —	— — frais......	150 —
— de jambon...........	437 —	— de veau cuit........	230 —
— de fromage gras.....	420 —	— — cru.........	142 —
— — maigre..	320 —	— d'œuf de poule.......	144 —
— viande de porc grasse.	400 —	— de cervelle crue......	140 —
— d'oie grasse..........	345 —	— poulet cru..........	100 —
— de bœuf gras........	337 —	— de ris de veau cru...	90 —
— de mouton gras......	337 —	— de carpe............	93 —
— d'anguille	312 —	— de perche..........	76 —
— de pain blanc........	260 —	— de brochet..........	72 —
— de pain de seigle.....	218 —	— de lait naturel.......	67 —
— de crème...... 215-	250 —	— — écrémé.......	40 —

V

APPLICATION DU RÉGIME AUX DIVERSES FORMES DU DIABÈTE

Nous avons à examiner maintenant l'application du régime aux divers cas de diabète suivant leur gravité. Au point de vue pratique, on peut distinguer les formes légères (ce sont celles qu'on qualifie souvent de glycosuries), les formes moyennes et les formes graves. Il est évident d'abord

1. Ce tableau est emprunté à I. Munck et A. Ewald, *Traité de diététique,* 1897.

que la quantité du sucre présent dans l'urine ne donne que des renseignements tout à fait insuffisants sur le degré de gravité de la maladie. Si le sujet en question est un gros mangeur de pain et de féculents, il peut rendre 100 ou 200 gr. de sucre, sans que le pronostic soit mauvais chez lui. Il faut donc envisager la quantité et la qualité de l'alimentation.

Comme formes légères, on doit comprendre celles où la simple limitation de l'ingestion des hydrates de carbone amène la disparition du sucre; les formes moyennes sont celles où la suppression totale des hydrates de carbone est nécessaire pour que l'urine soit privée de sucre. Dans les formes graves, malgré la suppression radicale du sucre et des amylacés, l'urine contient encore du sucre. Dans les cas les plus graves, le sujet même soumis au jeûne continue à fournir du sucre, il le fait alors aux dépens de sa propre substance.

Le premier acte du médecin doit donc consister à soumettre son malade à la privation des hydrocarbonés pendant huit jours, puis à examiner l'urine; si le sucre a complètement disparu, il faut en conclure qu'il ne s'agit pas d'un diabète grave. On peut ajouter alors 100 gr. de pain à la nourriture quotidienne; si le sucre ne reparaît pas, il s'agit d'une forme légère; s'il reparaît, la forme du diabète peut être considérée comme moyenne. Dans le cas où la première épreuve, la suppression des hydrates de carbone n'aurait pas privé complètement l'urine de sucre, on serait en face d'un diabète grave. Ce procédé demande une série d'analyses souvent difficiles à pratiquer, parce qu'elles nécessitent un certain temps et que les malades ne s'y soumettent pas volontiers. Il est possible de se renseigner plus rapidement de la manière suivante : on fait prendre le dernier repas vers cinq heures du soir, les urines sont recueillies seulement le lendemain, de six heures du matin à midi, sans, bien entendu, que le sujet ait pris depuis la veille aucun aliment solide ou liquide, et l'analyse en est faite. Une deuxième analyse portera sur les urines émises depuis le repas de midi jusqu'au lendemain six heures. La comparaison montrera ce qui, dans la production du sucre, revient aux matériaux de l'alimentation, et ce qui revient à la désassimilation de l'économie, par conséquent permettra de juger suffisamment de la gravité du cas.

Ainsi éclairé, le médecin pourra instituer le régime de son malade. Un point important à établir tout d'abord, c'est que ce régime doit être compris de manière à pouvoir être toléré pendant longtemps. En faisant des prescriptions trop sévères, on s'expose soit à ce que le malade ne les suive pas, soit à ce que, découragé par le premier effort, il abandonne toute hygiène diététique au bout de quelques semaines ou quelques mois; c'est ce que nous avons constaté maintes fois.

Le diabétique a un état mental très particulier dont il faut tenir compte. La découverte du sucre s'accompagne souvent chez lui d'un état de consternation qui le rend docile aux prescriptions médicales et il est disposé à ce moment à les exagérer. Alors aussi, en recherche continuelle de médicaments, il essaye tous ceux que lui désigne leur popularité éphémère. Mais lorsque les symptômes les plus frappants, la soif, la polyurie ont disparu, et que l'état des forces se maintient satisfaisant, il passe facilement à l'optimisme inconscient. Le régime est souvent négligé, même abandonné; le sucre augmente, le pouvoir d'assimilation des tissus pour les hydrates de carbone diminue peu à peu (tout cela souvent sans que la soif ait reparu) et les complications peuvent survenir à l'improviste. Les diabétiques doivent en somme adopter définitivement un genre de vie particulier, raisonné, qui ne subira que les variations tenant aux variations de la maladie elle-même. Comme cela a été dit justement, on ne guérit qu'à la condition de ne se croire jamais guéri.

C'est seulement la distinction en forme légère, moyenne ou grave, qui peut nous permettre de tracer une ligne de conduite. Dans la forme légère une certaine quantité d'amylacés doit être permise. Mais il importe ici de séparer le diabète léger chez les jeunes gens et le diabète léger chez les adultes ou chez les gens âgés. On sait en effet que la marche de la maladie n'est pas la même et surtout que le pronostic est différent dans les deux cas. A partir d'un certain âge dont la limite est du reste impossible à fixer, on a fréquemment affaire à un trouble de nutrition qui a une marche très lente et parfois même reste stationnaire. Il s'agit souvent d'arthritiques, quelquefois de goutteux présentant une glycosurie qui peut être intermittente. Cette glycosurie coïncide avec de la gravelle urique ou oxalique, avec des manifestations du ralentissement de la nutrition, migraines, névralgies, hémorroïdes, asthme. Le sucre est fréquemment découvert par hasard, c'est le diabetes decipiens de P. Franck qui a été précédé de la période de diabète fruste de MM. Achard et Weill [1], lequel ne peut être révélé que par l'examen du pouvoir glycolytique des tissus. Il faut encore faire rentrer dans cette catégorie les cas de diabète alternant décrits par B. Teissier, où le symptôme principal, glycosurie, s'efface de loin en loin devant un autre (phosphaturie, azoturie, albuminurie) pour reprendre sa place quand celui-ci disparaît [2]. L'urine a des caractères particuliers, bien exposés par M. Roque [3]. « La couleur varie de l'ambre clair au jaune paille; elle est limpide, réfracte fortement la lumière. Elle n'a pas de sédiments, mais laisse voir quelquefois des cristaux d'acide urique ou laisse déposer au fond du sable urinaire. En dehors de l'acide urique elle contient souvent de l'acide oxalique qui peut donner aussi un précipité spécial. En tout cas, les urines sont très acides et cette hyperacidité est un caractère primordial. » La densité peut ne pas être augmentée, lorsque la proportion du sucre est très faible. Enfin l'état général du sujet se maintient satisfaisant.

Tant que les choses en restent là, on peut admettre qu'il s'agit simplement de glycosurie, mais pour nous ce n'est là qu'une première étape. Dans certains cas, elle ne sera jamais franchie; dans d'autres la soif, la polyurie apparaîtront, les forces déclineront et le sujet deviendra, en suivant une pente insensible, un diabétique confirmé. Quoi qu'il en soit, il faut instituer le régime dans ces cas avec la plus large tolérance. Il suffit en général de

1. Ch. Achard et E. Weill, *Soc. méd. des Hôp.*, 18 févr. 1898.
2. B. Teissier, *Gaz. hebd.*, 1877; J. Teissier, *Le diabète phosphatique*, Th. de Paris, 1876.
3. G. Roque, *loc. cit.*, p. 14.

défendre le sucre, les pâtisseries, les plats sucrés; on peut autoriser le pain et les pommes de terre avec modération. Les fruits, sauf le raisin, sont pris avec avantage par ces malades; il est inutile de se préoccuper de la farine qui peut entrer dans les sauces, tout cela permet au diabétique de ne pas prendre ses repas isolément, en dehors de sa famille.

Dans ces conditions, le sucre ne dépasse pas habituellement 10 à 20 gr. par jour. Le plus souvent la nutrition se maintient bonne; s'il y avait tendance à l'amaigrissement, il faudrait insister sur les aliments gras. Certains, obèses en même temps que diabétiques, veulent se faire maigrir; il faut bien savoir qu'ils supportent très mal les cures d'amaigrissement, et que de semblables essais sont parfois chez eux le commencement de la déchéance.

Chez les jeunes sujets, le pronostic est différent; le diabète peut rester léger pendant un certain temps, mais trop souvent il est progressif, et il passe rapidement de la forme légère à la forme moyenne, puis à la forme grave. Même dans le cas où la marche n'est pas aussi rapide, et où l'élimination du sucre est peu abondante, il y a quelquefois une aggravation brusque que rien ne faisait prévoir, le coma peut survenir inopinément. Ce sont des malades à surveiller toujours de près; le régime doit être réglé exactement de manière à ce qu'il n'y ait pas de perte sucrée, c'est-à-dire qu'il faut examiner la tolérance individuelle en ajoutant au régime adipocarné la quantité d'hydrates de carbone que l'économie peut encore consommer. On amène le sujet à 0 sucre, puis on fait des essais en ajoutant 50, 100, 150 gr. de pain, puis un poids donné de pommes de terre, jusqu'au moment où l'on voit reparaître des traces de sucre dans l'urine. On fait alors entrer dans la ration quotidienne du malade la quantité d'hydrates de carbone la plus forte qu'il ait pu ingérer sans que le sucre ait réapparu. Dans la glycosurie légère des jeunes gens V. Noorden recommande particulièrement le lait, se fondant sur ce que la lactose est mieux assimilée que le sucre de canne ou l'amidon. Il est exact que les diabétiques jeunes peuvent souvent absorber un litre et plus de lait sans voir augmenter leur glycosurie. Mais tout est individuel dans cette question du lait, et il faut absolument faire l'épreuve personnelle à chaque sujet.

Dans la forme moyenne, tous les hydrates de carbone ingérés reparaissent dans l'urine; il faudrait donc théoriquement les supprimer tous. En pratique, cela est fort difficile, et les exagérations du régime de Cantani ont été généralement repoussées. Il faut laisser ces malades prendre 60 à 80 gr. de pain par jour et leur conseiller de le remplacer le plus souvent possible par les pommes de terre bouillies. Dans ces conditions, il y a du sucre dans l'urine, mais généralement le chiffre en reste faible. Malheureusement la glycosurie a toujours tendance à augmenter.

Pour lutter contre cette augmentation, il est bon de revenir tous les trois ou quatre mois pendant quinze jours environ à la privation complète des hydrates de carbone. Remarquons en passant qu'il n'y a pas d'alimentation qui soit complètement dénuée de matériaux saccharifiables. Il en est ainsi de la viande, des œufs, des légumes verts, et un diabétique mis au régime le plus sévère possible recevra toujours 14 ou 15 gr. d'hydrates de carbone quotidiennement. Lorsque l'on permet de nouveau le pain ou les pommes de terre, on constate que le sucre reparaît dans l'urine, mais habituellement en moins grande quantité qu'avant la période de diète sévère. Ici, la nutrition est à examiner de près, un diabétique bien traité ne doit ni maigrir, ni perdre ses forces. Lorsque le fait se produit, il faut se rendre un compte exact des aliments ingérés et de l'énergie latente qu'ils représentent comparativement au poids du malade, on pourra alors, suivant les circonstances, augmenter la viande ou les graisses. Il faut dire que souvent cette augmentation n'est pas possible soit à cause des répugnances du malade, soit à cause des troubles digestifs. Dans ce cas, comme dans celui où l'amaigrissement continue malgré un régime rationnel, il y a lieu de ne pas hésiter à donner des amylacés en proportion plus ou moins notable. On constate alors une plus forte quantité de sucre dans l'urine, mais quelquefois les forces se rétablissent et l'amaigrissement s'arrête. Lorsque l'état général sera redevenu satisfaisant, on pourra faire un nouvel essai de limitation de régime.

Il peut arriver que le sucre paraisse agir sur l'organisme comme un véritable poison, dont il faut favoriser l'élimination. L'on rencontre parfois des diabétiques chez lesquels, sans modification du régime, la polyurie diminue tout à coup, l'urine devient plus foncée et la glycosurie baisse notablement. En même temps les malades accusent un sentiment de faiblesse générale, de l'insomnie, des vertiges, qui peuvent faire craindre un début de coma. Si la quantité d'urine et de sucre se rétablit, les symptômes généraux s'améliorent aussitôt, et l'état général reprend son aspect habituel [1].

Dans la forme grave, la conduite à tenir ne diffère pas sensiblement de ce que nous avons dit pour la forme moyenne. Même ici, il est impossible de supprimer radicalement le pain d'une manière durable. Les albuminoïdes doivent être limités, car dans cette forme ils aliméntent évidemment les déperditions sucrées, il faudra donc insister sur les graisses autant que cela sera possible. Mais l'amaigrissement est fatal, la déchéance de l'économie est progressive, les complications surviennent et l'on n'évite pas la terminaison mortelle, qui peut survenir dans le délai de quelques mois. Chez ces malades, on augmentera avec avantage la quantité d'alcool, qui intervient alors surtout par ses propriétés toniques. En fait, la plupart y ont recours instinctivement, et en éprouvent une amélioration au moins momentanée. Les périodes de suppression des hydrates de carbone seront plus fréquentes, mais il faut craindre de les trop prolonger. Le coma est souvent la terminaison de cette forme de diabète; nous avons vu que la diète adipo-carnée ne paraît pas y prédisposer. Néanmoins le changement

---

1. On sait que le chiffre du sucre du sang ne depasse guère 4 ou 5 gr. pour 1000 chez les diabétiques. Dans un cas qu'il a publié, M. Lépine a trouvé dans le sang d'une diabétique morte de coma le chiffre extraordinaire de 10 gr. 6 pour 1000; le pouvoir glycolytique de ce sang était considérablement abaissé (*Revue de médecine*, oct. 1897).

de régime s'impose alors et c'est le changement seul qui semble agir, car on
a obtenu des effets relativement heureux, lorsque les signes prodromiques
du coma ont apparu, aussi bien en supprimant les hydrates de carbone aux
malades qui en consommaient, qu'en en donnant à ceux qui suivaient un
régime sévère.

Coulommiers. — Imp. PAUL BRODARD.

www.ingramcontent.com/pod-product-compliance
Lightning Source LLC
LaVergne TN
LVHW012259050726
842524LV00004B/1163